医海漫游记

张世文 著

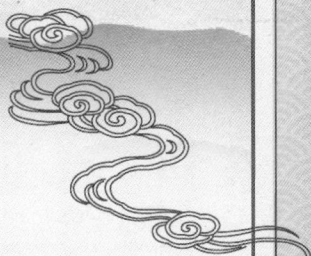

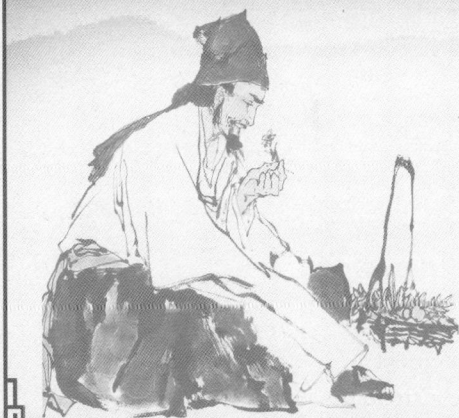

全国百佳图书出版单位

中国中医药出版社

·北京·

图书在版编目（CIP）数据

医海漫游记/张世文著． —北京：中国中医药出版社，2022.1
ISBN 978 - 7 - 5132 - 7341 - 1

Ⅰ.①医… Ⅱ.①张… Ⅲ.①医案－汇编－中国－现代
Ⅳ.① R249.7

中国版本图书馆 CIP 数据核字（2021）第 247597 号

中国中医药出版社出版

北京经济技术开发区科创十三街 31 号院二区 8 号楼
邮政编码　100176
传真　010-64405721
山东新华印务有限公司印刷
各地新华书店经销

开本 880×1230　1/32　印张 6　彩插 0.25　字数 116 千字
2022 年 1 月第 1 版　2022 年 1 月第 1 次印刷
书号　ISBN 978 - 7 - 5132 - 7341 - 1

定价　35.00 元
网址　www.cptcm.com

服 务 热 线　010-64405510
购 书 热 线　010-89535836
维 权 打 假　010-64405753

微信服务号　zgzyycbs
微商城网址　https://kdt.im/LIdUGr
官 方 微 博　http://e.weibo.com/cptcm
天猫旗舰店网址　https://zgzyycbs.tmall.com

如有印装质量问题请与本社出版部联系（010-64405510）

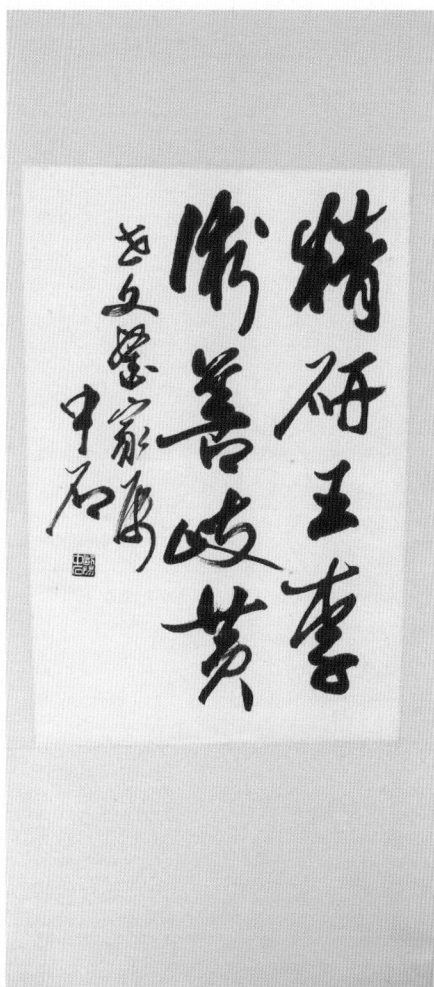

精研王李
術善岐黃

世文墨家存
中石

著名书法家欧阳中石先生为张世文题词

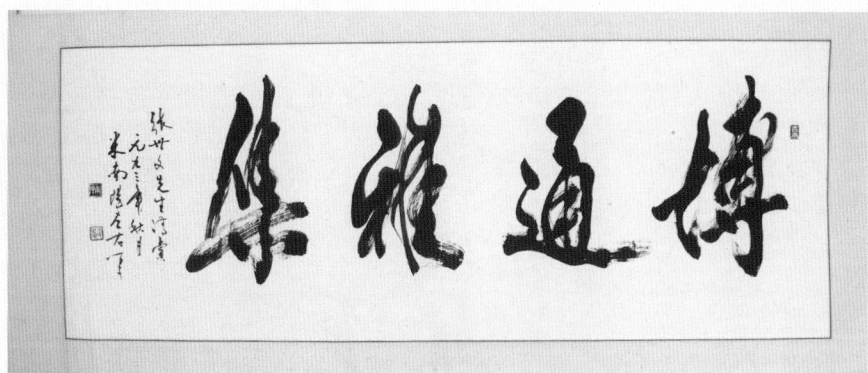

博通雅集

著名书法家米南阳先生为张世文题词

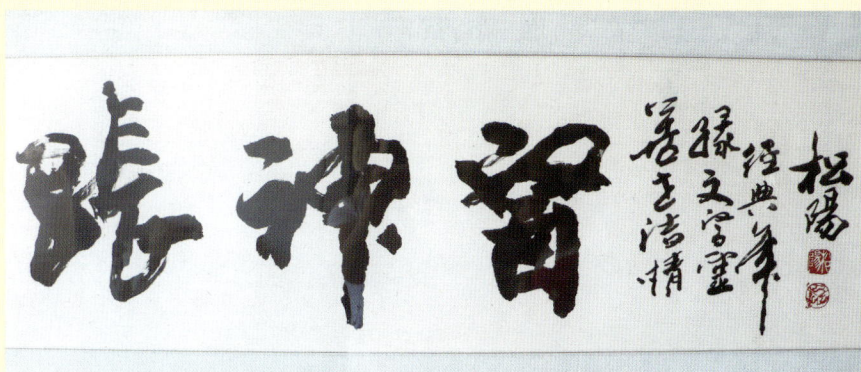

著名书法家贾松阳先生为张世文题词

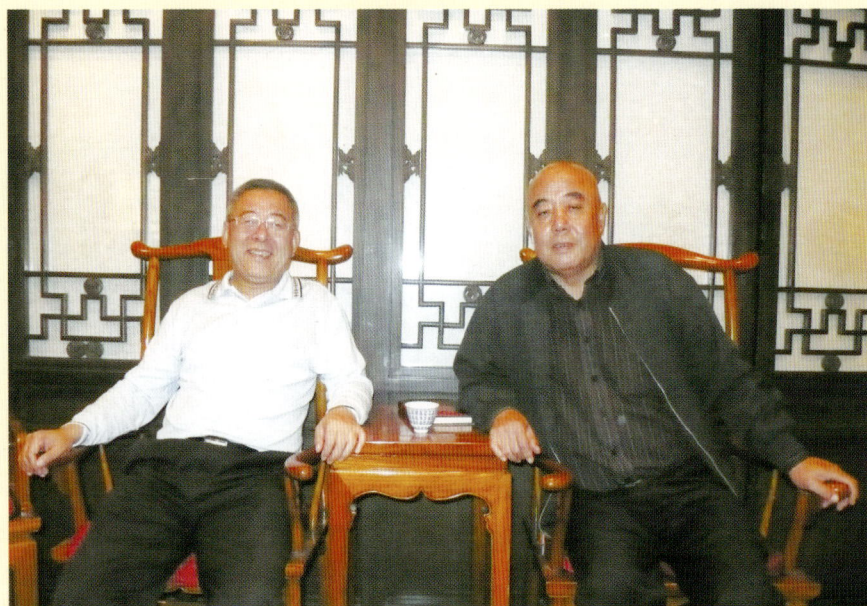
著名中医专家姜良铎教授（左）与老同学张世文（右）合影

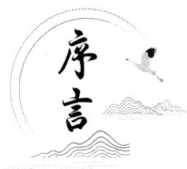

2011 年的冬天，我在福建省南安市读高三，正是高中生涯最艰辛的阶段。每天在书山题海中浮浮沉沉的我，倍感压力。一天傍晚，我放学回家，吃过晚饭后，正准备回校上晚自习，电话忽然响了。

我拿起电话，原来是父亲打来的。父亲在电话中要求我抽时间到医院做全身检查。我疑惑不解，好端端的去医院做什么检查？再三询问，父亲都是支支吾吾，顾左右而言他，最后匆匆挂了电话。

虽然不知道发生了什么事，但是那天晚上，我的心里却隐隐觉得不安。第二天，我请了假，按照父亲的意思去医院做了全身检查，最后结果显示一切正常。我把结果告诉父亲。父亲仿佛松了一口气，说了句"没事就好"，便挂断了电话。我感觉有些蹊跷，站在医院的大门口好一会儿，忽然想起父亲的至交好友张大夫，于是便拨通了张大夫的电话。简单地寒暄过后，我便开门见山地将自己的疑虑说了出来，最后，怀着几分不安的心情，我对张大夫说："您如果知道什么内情，请一定告诉我。"

张大夫在电话彼端沉吟半晌，说道："你爸爸再三嘱咐我，不要告诉你，但是我觉得你是家里的长子，还是应该让你知道。"我听了这话，心中一沉。

还没做好心理准备，张大夫已继续说了下去："你爸爸的肾上腺生了一个囊肿，医院说得开刀。"我听到这话，脑袋"嗡"的一声，只觉得四围的空气瞬间变得十分的压抑，过了良久，我才回过神来，不安地问道："这病严重吗？好治吗？"

"得重视啊。"张大夫轻叹一声续道，"医院主张开刀，但是开刀有不小的危险性，依照我的建议，还是使用中药，进行保守治疗。你爸爸也是同意我的建议的。"

接着，张大夫又安慰我，嘱咐我好好学习，不要有太大的思想负担。可是，道理虽然是这么说，又哪里是那么容易能做到的？那一晚上，我彻夜未眠，除了血浓于水的亲情，我也意识到了一个很严重的问题。要知道，父亲是家里的唯一经济支柱，要是有个什么万一，今后这个家的大小事务都要由我来扛，指望没有读过书的母亲和年幼的妹妹是不现实的。这一切，对于彼时十八岁的我来说，是想一想就会觉得很崩溃的事情。

好在上天开恩，张大夫妙手回春，短短几个月的时间，在西黄丸以及汤药的配合下，已被医院判了死缓的父亲再去医院拍片子的时候，肾上腺的囊肿竟已消失得无影无踪，连医院的主治大夫都觉得十分神奇。

西黄丸并不是什么稀罕的药物，可在张大夫的手中竟然能发挥出如此威力，不禁让我想起武侠小说中经常提到的"飞花摘叶，皆可伤人"的神奇境界，心中油然而生敬仰之情，并因此对中医药产生了兴趣，高考过后的我，也曾报中医药的专业，只可惜没有被录取。

后来我回北京读书，家里距离张大夫开设的药店很近，便经常来往。因为张大夫救了父亲的命，将一场家庭大难消弭于无形，因此我心中一直对他很是感激，再到后来与他交往日深，对他的为人更是佩服。张大夫对我这个晚辈也不摆任何架子，我俩已然成为忘年之交。

有一年夏天，我到他的药店找他聊天，一进门，便看见一个打着赤膊，穿着牛仔裤的中年汉子坐在张大夫面前，神情痛苦。张大夫表情淡然，拿出几根银针，扎在那汉子身上几处穴道上。过了一会儿，神奇的事情发生了，那汉子脸上痛苦的表情渐渐消散，站了起来，走了几步，看起来一如常人。张大夫问道："感觉怎么样？"那汉子面现喜色，说道："好啦！您真是太神了！"一边说着一边走到柜台前，小心翼翼地问道："多少钱？"张大夫"嗨"的一声，手一摆，说道："你们干工地的都不容易，举手之劳的事儿，提啥钱？"那汉子连连摇头，说这怎么成？张大夫只说："去吧。去吧。"坚决不收。

后来我才知道，这位大哥是工地的工人，当天不慎从高台上摔下，伤得不轻，因此去找张大夫求诊。张大夫与他相识，怜悯他家里困难，是以分文不取，言谈举止，竟大有悬壶济世的古风。这样的事情在许多人看来似乎有些匪夷所思，但在张大夫看来，却是无可犹疑。我至今记得他一边抽着烟一边淡然地跟我谈话的场景，那一番话音犹在耳，令我印象深刻："我有医术，绝对饿不着，大钱我没有，也不需要，我要那么多钱干什么？我把病给你治好了，你有钱，愿意多给点儿，我不拒绝，为什么？真碰到经济困难的患者，我可以少要钱甚至不要钱。"

正是这样的性情令张大夫广交各路朋友，无论是政界、商界，还是文化圈，都不乏他的至交好友。张大夫常常和我讲他四处交游的故事。而在这诸多故事中，令我兴味盎然的是他在医海漫游中救死扶伤的故事。

有一次和张大夫聊天，张大夫说道，他这辈子什么都很满足，唯一的遗憾是没有一名弟子可以承袭他的衣钵，将他毕生行医的经验传之后世。我灵机一动，给张大夫出主意，您可以把您平时讲的行医故事整理成一本老少咸宜的书籍出版，这样您的医学经验就不会失传了呀。张大夫哈哈一笑，说这件事可以考虑考虑。

也许是张大夫工作太过繁忙，写书的事情一直没有下文。

直到七年后的某一天，我突然接到张大夫的电话。一番寒暄后，张大夫告诉我，他的医书已经写好了，希望我这个忘年交能帮他写一篇序。

我听后，既感觉高兴，又觉得荣幸。高兴的是，张大夫终于将书写了出来，既完成了自己的心愿，也是广大患者以及医疗工作者的福音。荣幸的是，以张大夫交游的广阔，请一位文化界或者医学界德高望重的前辈来为他写序，不过是一个电话的事情，可是他却找了我这个籍籍无名的后生晚辈，足见他对我们这段忘年友情的珍视。

此时新书即将行世，我在此真诚地祝愿，这本书中的医案可以继续为解除广大患者的痛苦不断发挥光和热。

是为序。

吕连杰

2021 年 7 月

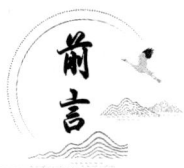

从医四十年，是命运的偶然。

我上中学时与北京四大名医的弟子刘义方学过医，青年时期就初学了中医基础以及一些中药知识，"文革"时因家庭达不到革命要求，下乡去了延安。

我做过工匠，教过书，当过果农，做过办公室文书，因家庭问题，当不成兵，选干部更没希望。实在觉得年龄一年比一年大，得谋个以后的职业，经过努力就考到陕西中医学院（现陕西中医药大学）学了中医。

也许是中学时学习过中医的缘故，我并没有觉得学中医有多难，而是把主要力量放在西医基础上，这样就为更好地学习中医打下了良好的基础。在学校，我越学越觉得中医理论博大精深，四五千年来中华民族兴旺绵延，代代不息，认真想想如果没有中医学的护佑那是绝对不可想象的。

自中医药大学毕业后，见我学习优秀，学校让我留校当教师，可我不想在西安这个大城市待，申请回了延安。我想学医必须学以致用，到基层更能深入实践。可那时，因家庭背景问题和当时那个时代不重视中医，医院就把我派到内科搞西医，一待就是六年，所以，对待患者我采取两条腿走路的办法，中西医结合，不管黑猫、白猫，逮着耗子就是好猫。

我记住了一句话，那就是患者看的是病，不管你用什么方法，在医院工作，疗效才是硬道理。

回到延安医院后，我的医术大大提高，许多常见病、多发病，部分疑难杂症已经不是大问题。在延安我获得了外界的关注与尊重，由此成为延安地区医院中医科主任。在1985年，我主持的中医科已经是拥有几十张病床的科室了。

1989年我调回了北京，很多大医院希望我到他们那里去工作，但解决不了我的住房问题，我就来到了北京市朝阳区小庄医院工作。

北京，人才济济，令我的医学视野更加开阔。可小庄医院的领导说，先不让我干中医，得当几年医务科长，我想不管干什么，中医这个行当再也不能荒了，年龄不等人，得利用这个岗位，发挥我的医学能力和组织能力，搞点医院事务和我的中医专业不冲突的事情。就这样，我先后组织成立了"北京朝阳疑难重症专家诊治咨询中心""中医药治疗白血病中心""心脏病诊治中心"。我聘请了北京二十多家医院的知名专家、教授共同攻关，应对全国各地患者的咨询和求医，先后举办了三次"心脏电生理学习班"，取得了良好的社会效益和经济效益，令国内外同行所瞩目，连日本人也多次意欲购买我们的医药配方。

2009年，我退休了，开始了我新的职业生涯。我的工作比以前更忙了，国内求医问药的患者川流不息，我每天忙到深夜，工作虽然累，但心里很快乐。

我以为中医是最绿色的产业与归宿，作为一名中医更要尊重自然，循法自然，与自然和谐相处，游行逸仙式的生活令人神往。我极为崇尚自然，我的医学、医法和生活永远保持天然状态，每天生活在患者当中，为他们排忧解难，令我感到充实愉快。

四十多年来，我对中医越学越爱，越学越灵。这是我不断总结不断探索的结果，我以为各种技术都是向前进的，不会一成不变，人们对中医之术也是不断进取，不断摸索的，比如：药量的控制、禁忌的辨证，由表及里的探究，医方的发掘与创新，方术效果的观察与修正等。

做医生，还要有仁爱之心，不计财利，体恤民情，这是中国医药文化中最美的精华。一个一心谋财的人，是不配当医生的，也永远当不了好医生，数十年来我与患病的民众共伍，水乳交融，同乐同生，深觉超脱与骄傲。

《医海漫游记》这本书，是我几十年行医生涯的心血结晶，所载的病案都是从身边相识相知的人们求诊的病案中精选出来的，不包括平常门诊时正常诊治的一般患者，它们真实地反映了我在中医理论与实践上的努力与创新。书中所载的处方均是原汁原味的，对医案的分析反映了我在诊病过程中的思考与探索。

《医海漫游记》是我与中医和中医爱好者沟通的桥梁，从这些真实的病案中可以学习许多诊病的思路与经验。中医学是中国传统文化中最珍贵的遗产，我希望更多的中国人都懂得些中医知识，学些中医技能，不至于被庸医所误，在自我保健和治病上下下功夫，不断提高健康水平，让更多的人们共享健康与快乐。

《医海漫游记》是开放的技术书籍，为了传承真知，为人所用，所载的资料都是真实的。我想只有一本完全真实的技术书籍才能让人们领略中医学真正的魅力。当然，再真实的药方有价值的前提是对症下药，症不同药也不同，辨证是必需的，否则达不到治疗的效果。熟悉药性，实践实证，反复探索，就是治好病的过程，古往今来著名的医方有籍可查，但死板抄方的办法也是不科学的。

要想做一名合格的中医工作者，须大量的学习与实践，俗话说得好：艺高人胆大。做医生与做其他行业一样，掌握了实实在在的中医技术，就不怕直面疑难杂症和危重病。任何事物都是有规律可循的，我们要善于发现规律，勇于破解谜团。

我的这些行医往事都是真实不虚的，但为了保护患者隐私，书中人物皆用化名。虽然时过境迁，但点点滴滴历历在目，我以为这些故事能告诉人们一些有用的诀窍，帮助大家领悟中医的真谛，那么这本书的问世也就有了莫大的意义。

张世文

2021 年 6 月

目录

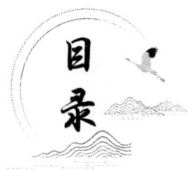

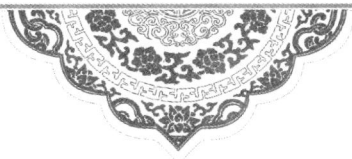

一

治病求本

....

　　1978 年 5 月 16 日，我游历延安下榻东关旅馆。我的朋友柯庆华闻听此讯，匆匆赶来对我说："志丹县有个小伙子生了病，寻遍药医无效，你能给看一下吗？"我点了点头说可以。几天之后，在柯庆华的指引下这个小伙儿来到我的诊室，这个小伙子 21 岁，中等个头，身体很壮实。我们攀谈了一会儿，我开始询问他的病情，他自我介绍叫李志彬，主要的毛病是阳痿。

　　我问他是什么时候得病的，他说："这要说到两年以前，那年我 19 岁，和一个姑娘举行婚礼。在我们志丹县，结婚是个大事，要请村里的所有人及亲朋好友共赴喜宴，要叩拜父母、乡亲，夫妻对拜。仪式结束后开始喝酒，当地有这么一种习俗，每逢谁家有红白喜事，必定杯酒言欢，醉倒一片。我是个实在人，当父老乡亲和亲朋好友敬我酒时，我不好推辞，喝了很多，迷迷糊糊跑到村外的梢沟里睡了一觉，夜半醒来由于干渴，我又捧着阴沟里的水解渴，清醒一点后我才回到家里，回家后我又和新娶的媳妇发生了第一次房事。从此后我便成了阳痿，我曾去过很多医院求医，找过大仙，也曾找过许多社会医生，都无济于事，今天找您，请您给我想个办法。"

我说："你的病我可以给你试治一下，从你说的情况和现在的症状来看，比较符合中医所说的'伤寒加阴证'，你的症状也是无汗肢冷，面色发白，倦怠嗜睡。是恶寒重发热轻，舌淡苔白，脉沉而无力，符合助阳解表的这一大法，我可以根据情况给你开一药方，供你服用。"

处方：黄芪 30g、党参 30g、炙麻黄 10g、细辛 3g、防风 10g、干姜 10g、白芍 15g、附子 10g、羌活 10g、巴戟天 30g、肉苁蓉 30g、韭菜籽 15g、阳起石 30g、甘草 10g。三剂，水煎服。

方解：黄芪补气升阳，利水消肿，可补中气，益元气，温三焦；党参健脾益肺，补中益气；炙麻黄发汗散寒而解表；细辛祛风散寒，温肺化饮，通窍止痛；防风辛散祛风，解表祛邪；干姜温中散寒，回阳通脉；白芍养血敛阴；附子通行十二经，既可温补心肾之阳，又可化气利水，回阳救逆；羌活辛温，气雄而散，味薄上升，宣散太阳之经气；巴戟天补肾阳，强筋骨，祛风湿；肉苁蓉滋阴润燥，滑肠通便；韭菜籽温补肝肾，壮阳固精；阳起石归肾经，可温阳壮阳，治疗阳痿；甘草泻火解毒，润肺祛痰止咳。

李志彬回到家后，便照方抓药，服药后诸症好转，根据效不更方的原则，在原方基础上加川芎 10g、大枣 5 枚，继续服用 14 剂后阳气恢复，勃起有力，恶寒已消失，服药直至痊愈。

1979 年 5 月 23 日，李志彬生一女孩，小伙子第一时间通知了我，并邀请我到他们家喝女儿的满月酒。我从市外贸公司借了一辆 212 吉普车，前往李志彬的村庄。那个时候，山区没有柏油路，全是土路，很难行走，往往一踩刹车，整个汽车都看不见了，汽车上全是黄土。好不容易到了李志彬的村庄，我定睛一看，让我惊呆了。他的村庄在山上，五月天时已经青山妩媚，绿草如茵，村里的人听说我要来都集中到山上，敲锣打鼓一片喜庆。

我下车后随着热情的村民来到了一孔窑洞内，李志彬的母亲抢着给我脱鞋让我上炕，炕上放了一个很小的饭桌子，桌旁放着开了盖的八大名酒。我深知他们的意思，让我都尝一尝。喝酒的人都知道，再好的酒也不能掺着喝，那样会醉得更快。他们请了大师傅炒菜，每个菜只炒一点，随吃随端。主食也是一样，花卷、米饭、荞麦饸饹，面条也是只盛一点儿。

我放眼观察窑洞四周，窑洞内横挂着很多铁丝，铁丝上挂满了各种颜色的条幅，上面写着"鬼神不得近前""一切牛鬼蛇神迅速离开"等等。我让他们全家都上炕吃饭，但他们怎么也不上来。

这时李志彬的父亲说话了："我和儿子都是地方上有名的吹鼓手，您想听什么？我们爷俩给您吹一段。"

我说："我不太懂这种吹打乐，唢呐我也没怎么接触过。"

他父亲说："不懂没关系，我们就给您吹一段'得胜回营'吧。"

说着说着，二人吹起了悠扬的乐曲。

说实话，这是我有生以来第一次见到这样的场面。可见陕北人对待客人的热情是真实的，是无与伦比的。在李志彬的家里，除了他们父子二人是吹鼓手，整天在十里八乡吹吹打打赚些钱财外，还养了一百多只羊，他们的小日子是殷实的。李志彬是独生子女，这样的家庭更盼望有后来人。

吃罢了饭，我和李志彬的父亲聊了会儿天，给孩子放下10元压岁钱，便准备返程。村民一路相送直到吉普车跟前，定睛一看更是让我瞠目结舌。车子后面拴着一只羊，车旁放着三个装满粮食的口袋。

李志彬的父亲见我满脸惊讶，解释说："这是给您的，里边是小米、绿豆、荞麦糁子，各一百斤，还有一只羊。"我婉言谢绝了他的好意。

李志彬的父亲见我死活都不要，就说："他既然不要，那就拿回去吧。"

听到这句话，我如释重负，然后和父老乡亲们一一告别，离开了志丹，回到延安。这件事已经过去了39年，但是陕北人的真诚好客让我难以忘怀，最后分别时的画面更是永远定格在我的脑海中，李志彬一家赠送的那三口袋粮食和那只雪白的山羊让我记忆至今。

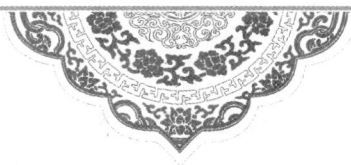

二

凡腐必除，去旧迎新

1978 年春天，全国科学大会在北京召开，各行各业的人们奔走相告，这是"文革"后知识分子的一次盛会，也是科研人员迎来春天的一次大会，延安医学界也和全国一样进入了大会的准备时间。

有一天，经朋友高长鹏介绍，准备参加全国科学大会的甘泉县王家坪中学的李春梅老师要带孩子来看病。提起这个李老师，可是不简单，她毕业于陕西师范大学，教龄已有几年，是陕西省的模范教师。上午 11 点钟，李老师把孩子带到我的诊室。

我跟李老师说："请您讲讲这个孩子患病的详细情况。"

她说："我毕业后分配到王家坪任教，四年后结婚，生下这个小孩，产假期满，由于孩子无人带，我就把孩子交给王家坪村一个 50 多岁的大妈带，孩子爱哭，这个大妈怕孩子哭坏了，就把自己的干奶给她吃，有次吸吮时，孩子吸出的全是灰色的奶（俗称黏糊子）。从此，这个孩子就开始腹泻，身体一天一天的干瘦下来，我为了给孩子治病整天请假，根本上不了课。近一年多来，我们去过很多医疗单位求医问药，也不见好转，这次教育局又决定派我参加全国科学大会，但孩子目前这个样儿，我恐怕也去不成了，模范教师也成了空有其名。张大夫我求求您，快把我这个小孩治好吧。"

我说："好，你千万别着急，我先给孩子看看是什么情况。"

随后，我仔细给这个孩子做了检查。孩子叫刘浩艳，女，1岁零9个月大，其身体消瘦，脘腹拒按，烦躁哭闹，皮肤干燥，面色黄，眼圈发青，泻下臭秽，舌苔厚腻，脉象沉细。

我对李春梅老师说："根据你孩子所表现出的症状，应当属于中医'积滞'的范畴，但是病史较长，已有一年多的时间，现在虚实都有，正气严重不足，邪气还积于腹中，对于这种情况我们必须扶正，然后消食导滞。也就是说她的体内腐败之物很多，根据'凡腐必除，扶正迎新'的原则，我给这孩子开个药方，可能药后腹泻会更厉害一些，你要做好思想准备。"

处方：黄芪10g、党参10g、法半夏5g、枳实6g、黄连5g、黄芩5g、厚朴10g、砂仁5g、鸡内金10g、木香6g、大黄5g、连翘15g、金银花15g、延胡索5g，三剂，水煎服。

方解：黄芪补气升阳，固表止汗，既能升阳举阳，又能温分肉，实腠理；党参养阴和胃，润肺化痰；法半夏健脾燥湿，和胃止呕，消痞散结；枳实破滞气，行痰湿，消积滞，除痞满；黄连清热泻火，清心安神，解毒止痢；黄芩苦寒，清里解毒；厚朴下气除满，燥湿化痰；砂仁温脾止泻，行气止痛；鸡内金消食积，健脾胃，止泻痢；木香辛温健脾，行气消胀；大黄荡涤实热，清除燥结，清积破滞；连翘清心火，破血结，散气聚，消痈肿；金银花凉血解毒，治疗泻痢脓血；延胡索行气止痛，用于胸胁苦满。全方共用，补气宽中，消食导滞，消痞化积，健脾止痢。

服药后，孩子拉得更加厉害，但精神转佳，哭闹见少，泻下臭秽减轻，腹部变软，舌苔变薄，继续从前法出入。原方去金银花 15g，延胡索 5g，继续服用三剂，水煎服。

1978 年 6 月 27 日，三诊。

小孩服药后，胸腹不胀，哭闹已止，皮肤干燥明显好转，稀便变正常，舌苔变薄白。

处方：黄芪 10g、炒白术 6g、陈皮 10g、砂仁 6g、香附 10g、党参 10g、麦冬 6g、五味子 6g、白芍 10g、焦山楂 6g、炒麦芽 15g、鸡内金 10g、枳壳 10g。三剂，水煎服。

服药后，孩子腹部柔软，泻下正常，面色红润，眼圈发青明显改善，吃喝玩均正常，病已告愈。孩子病好后，李老师如愿以偿地参加了全国科学大会。

三

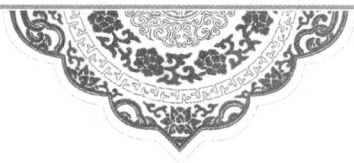

千年古方开新花

1979 年 10 月 23 日，延安宾馆职工食堂的班长高志海突患急性阑尾炎，俗称"盲肠炎"住院治疗，外科备皮后准备手术。由于其本人害怕"动刀""伤元气"，故让其老丈人王鸿儒问我："能不做手术吗？还有没有其他不用动刀的治疗方法，姑爷害怕得要死。"

我说："可以。"

王鸿儒听后把我的话直接转达给了姑爷高志海，高志海听老丈人说有不动手术的治疗方法，高兴得不得了，马上让他老丈带他来到我这里，我给其做了详细的检查。据他描述，他是因为先胃疼，后来右下腹痛二天入院，经检查，其麦氏点压痛（＋）、屈腿试验（＋）、腰大肌试验（＋），初诊医生诊断无误，确是急性阑尾炎。征求了高志海的意见后，我给他开了一个药方。

处方：生大黄 10g（后下）、生薏米 30g、牡丹皮 10g、青皮 10g、桃仁 10g、当归 15g、连翘 30g、冬瓜仁 30g、黄芩 30g、金银花 30g、延胡索 10g、芒硝 10g（冲服）。二剂，水煎服。

服后大便增多，疼痛停止，急性阑尾炎痊愈。

我所用的药方是个古方，就是"大黄牡丹皮汤"，在这个基础上加减而成。原方只有大黄、牡丹皮、桃仁、冬瓜仁、芒硝五味药，后加的生薏米、当归、延胡索、黄芩、连翘、金银花、青皮等。加生薏米、连翘、金银花，主要考虑患者湿热重，炎症突出，加延胡索主要考虑该病疼痛比较厉害，加黄芩是考虑肺与大肠相表里，加青皮主要是让邪气沉降下行，兼而消食导滞。方中的大黄荡涤胃肠湿热，能活血化瘀，清热解毒；牡丹皮凉血散瘀，清透阴分伏火，桃仁滑肠润燥，行气散结，冬瓜仁清肺化痰，利湿排脓，芒硝咸寒软坚，适合于内热炽盛引起的痞（上腹部硬闷）、满（腹部胀满）、燥（粪燥且坚）、实（热积便秘）等。

全方共用构成了"清热破瘀，散结消肿"的功效。大黄牡丹皮汤是汉朝名医张仲景所著《金匮要略》里的一个药方，专门为湿热下注的"肠痈"所设，自古沿用至今，经久不衰。中医在治疗"肠痈"中一般分为三个类型：第一，蕴热型；第二，湿毒型；第三，热毒型（相当于急性单纯阑尾炎或其他各类阑尾炎，及阑尾周围脓肿炎症消散的后期）。这个病的重点：转移性右下腹痛，腹痛呈持续性或者阵发性加剧，伴有脘腹胀闷、嗳气、恶心、纳呆，大便秘结，小便清而黄，右下腹有压痛及反跳痛，腹肌紧张不明显，体温一般在 38℃以下，可扪及局限性肿块。白细胞计数有时升高，舌质正常，舌苔白，脉弦紧或细涩。

　　总之，急性阑尾炎是常见的急腹症，约占外科住院患者的 10%~15%，而蕴热型又是"肠痈"多发的一型，大黄牡丹皮汤在蕴热型肠痈的治疗上起着至关重要的作用，往往是一至两剂治愈，这就是千年古方的作用。我从 20 世纪 70 年代开始治疗急性阑尾炎，全部治愈，无一例手术，也没有任何后遗症，全部用中药治愈。

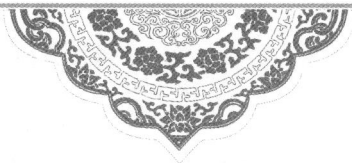

用药得当，药到病除

1982 年 5 月 22 日，我去延安东关办事，恰遇我的好朋友延安电视台副台长张东林，我问他到哪里去，他说："去电视台"，又说，"我找你有事，正好遇见你。"

我说："有什么事？你说吧。"

他说："现在改革开放了，我家里从关中运来两车面粉，我卖给了承包延安宾馆工程的杨钱山，杨钱山知道我与你相熟，希望通过我邀请你为他媳妇看看病，你什么时候有时间，咱们一起去一趟。"

我说："今天下午 4 点以后有时间，我可以跟你去一趟。"

延安宾馆距延安地区人民医院很近，不过一路之隔。按照约定的时间，张东林准时来到我的值班室，我们一起步行到延安宾馆杨钱山的住处，寒暄过后我开始给杨钱山的媳妇看病。

王翠花，女，42岁，陕西省绥德县农民，4年前因不明原因出现口腔溃疡，继而出现双侧手背、脚面和外阴部起红点，溃烂，流黄水，伴有外阴部灼痛，倦怠乏力，五心烦热，小便短赤，大便干燥，欲睡不安，口干不欲饮等。该患者曾在榆林地区某医院外科被诊断为"手背、脚面血管静脉炎"，建议手术切除，因患者不同意而改为药物外敷治疗。未见效果后，杨钱山又携妻子到河南郑州某医院治疗，在外科被诊断为"湿疹"，经治疗仍然未见好转。杨钱山改为私下寻医求治。

诊见：患者精神萎靡，面黄消瘦，手足对称性溃烂，表面用黄表纸覆盖，舌质淡红，苔白滑，脉濡缓。医院化验检查报告单提示：白细胞总数 8600 个 /mm^3，中性粒细胞 68%，淋巴细胞 32%，血沉 65mm/h，大便潜血（+），根据以上情况我将其诊断为"白塞氏综合征"，属于中医"狐惑病"（湿热蕴结型）范畴。

治则：清热除湿解毒。

处方：甘草泻心汤加减。

方药：黄连 10g、黄芩 15g、野菊花 15g、赤芍 30g、生薏米 30g、土茯苓 30g、党参 30g、干姜 10g、炒栀子 10g、当归 15g、地肤子 50g、白鲜皮 30g、连翘 30g、金银花 30g、皂角刺 15g、生甘草 10g。

方解：黄连苦寒，善泻心火，除湿散邪，治口舌生疮，口干口渴；黄芩泻火解毒，二药配伍名曰"二黄汤"，治上焦火旺，适合于头面、目赤肿痛，咽喉、口、耳、鼻及生疮者；野菊花清热解毒，治疗疔疮肿毒；赤芍清热凉血，治痈肿疮疡；土茯苓利湿解毒，专治毒痈疖；生薏米清热渗湿，利水消肿，治湿滞而去肌表经络之毒；党参润肺化痰，养阴和胃；干姜辛散温通，通寒邪而发表温经；炒栀子除烦止呕，和胃止逆；当归为血中气药，既能补血养血又能柔肝止痛，还可润肠通便；地肤子祛风止痒，治疗皮肤瘙痒、疥癣湿毒；白鲜皮祛风解毒；连翘泻心火，破血结治疮毒；金银花凉血解毒，能清气分之热，又能解血分之毒，为疮家之圣药；皂角刺消肿，托毒，排脓治癣疮、麻风；生甘草祛痰止咳，可治疮病痈疽。

一周后，我和张东林来到宾馆查看王翠花的病情，邻居说："杨钱山不在，带着媳妇去洗澡了。"我听了之后感到很诧异，按说王翠花患了此病是不能洗澡的。我们又等了一会儿，杨钱山和爱人回到了宾馆家属院，经查看，王翠花的溃疡已无，留下的痕迹明显缩小，疼痛减轻，但仍有些口干、面部发痒等现象，我又在原方基础上加蝉蜕 15g、茯苓 30g、鸡血藤 30g，去掉当归 15g、皂角刺 15g。

又服用五剂后其溃疡痕迹消失，症状全无，血沉下降为 10mm/h，两年后随访无复发。此例说明了"用药得当，药到病除"的道理，这件事也帮助一个饱受煎熬四年多的患者战胜疾病，恢复健康。

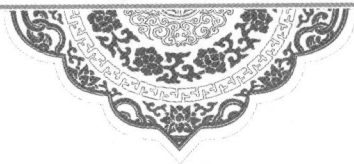

五

找准穴位，针到病除

　　杨桂军和我是非常要好的朋友，他老家在河南济源县，1959 年时在西安一带打工，经过自己的学习和不断努力考入西北大学生物系，毕业之后由于出身不好被分配到了黄陵县搞农业，成为了农业推广的技术员，也是我国的老牌大学生之一。他和小麦专家李喜彦、侯同文、金善宝（美籍）经常来往，关系非常密切。后来他和在延安市青化砭小寺沟搞农业的技术员马玉红结婚了，婚后育有二个女儿。他不会骑车，但长期专注农业，尤其专注旱原小麦的生长情况，以发展西北农业为己任，徒步跑遍了黄陵县的山山水水，被人们誉为优秀的技术推广员，并送其外号"杨科学"。

　　1982 年，杨桂军被中央领导发现，他这个政治上的白丁被任命为延安地区农业科学研究所所长，他的科学研究文章全部刊载在《人民日报》上，他也成为了我国很著名的小麦专家之一，目前享受国务院津贴。

1985 年 6 月，他和爱人马玉红来到医院，他爱人拄着一根榆木棍子，一直弓着身子直不起来，我问她是怎么回事，她说："腰扭了，去医院检查，拍片报告为椎间盘突出，我非常痛苦，腰伸不直，站也不是，坐也不是，躺也不是，一动就是一身汗，无奈，我去部队医院按摩，已经一个多月了，情况还是这样，你给我想想办法。"

我听后，立即给其做了检查，确系急性腰扭伤，从拍的片子看也有椎间盘突出症，我把她的片子放进病历袋后，取出两根银针，消毒后，在其两侧合谷穴处各扎一针。针进去后，马玉红的痛苦面容随即消失，腰也直了，可以做任何动作了。她感到很神奇，把榆木棍子一扔，说："这下我可以解放了。"在一旁观看的杨桂军连连称："神针，神针。"

"合谷穴"是针灸学中十二经脉的大穴。它隶属于手阳明大肠经，临床实践中凡是遇到头痛、目赤肿痛、鼻衄、鼻塞、鼻渊、齿神经痛、扁桃体炎、牙关紧闭、口眼歪斜、热病无汗、多汗、腮腺炎、荨麻疹、腹痛、耳聋、手臂挛痛等，均可取"合谷穴"，此为治疗上述症状的重要穴道之一，往往效果甚佳。从医书上所述的"合谷穴"来看，跟腰一点关系都没有，但是此穴用在"腰扭伤、椎间盘突出"上却有很好的效果。本人从医以来共治疗"急性腰痛或者慢性腰痛"共计 106 例。一次性治愈率达 95% 以上，治愈好转率达 100%，在这当中，无论是延安人民为敬爱的周恩来总理上宝塔山修桥背石头导致的腰扭伤，还是石材城的人搬石头造成的腰扭伤，无论是干活不慎导致的腰扭伤，还是坐办公室日久导致的腰扭伤，若干患者均很快治愈，疗效很好。

2003 年，杨桂军已经退休，他从延河畔上买了两大箱子陕北红枣，不顾旅途劳累，千里迢迢来北京看我，我实在过意不去，这是他老人家的一片盛情，也是延安人民的一片心意。

这件事，至今让我记忆犹新。

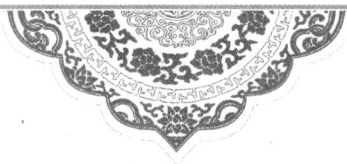

六

中西医结合治疗癌症

　　提起延安市大砭沟的李中平，可以说是无人不知，无人不晓。1985 年，在党允许一部分人先富起来的政策感召下。他毅然决然地离开民政局，搞起了个体运输经营。一年多以后，成为了延安市第一个万元户，他的事业如日中天，买卖越做越大，足迹遍布西安、内蒙古、北京、深圳等地，成为先富起来的人的标杆。他待人实在，宽厚，延安很多人成了他的朋友，他还拿出一部分资金接济有困难的朋友。可是，天有不测风云，在 2003 年的时候，他的爱人杨喜娥患了肺癌，用医学术语来说是小叶性肺癌，李中平带着他的爱人到处求医，找到了中国人民解放军第四军医大学的王玉杰教授。王教授给杨喜娥做了各种检查后，进行了根治手术。出院后，李中平仍然没有放弃各种治疗的机会。

　　2003 年 6 月，李中平携爱人来北京出差，遇到了我，双方谈起杨喜娥的病情。杨喜娥手术之后身体很虚弱，仍然有咳嗽，嘴里异味很大，痰多，低热，脸色发暗，没有光泽，浑身乏力，消瘦，舌苔略黄厚，脉细而数。我嘱咐其回延安后，牢记两点：

第一，吃西黄丸，每次一管，每日两次。西黄丸是清朝王洪绪所撰写的《外科全生集》里清热解毒的名方，主要由牛黄、麝香、乳香（醋制）、没药（醋制）四味药组成，主要治疗疮疡痈疽、乳疮、瘰疬、流注、肺痈、肠痈、癌肿等，是一种治疗体内气血逆乱瘀滞的要药。

第二，服用中药。

处方：生石膏30g、党参30g、麦冬15g、五味子10g、川贝母10g、炙何首乌30g、龟甲15g、炒白术30g、桔梗10g、黄芪30g、半枝莲30g、土茯苓30g、重楼30g、白花蛇舌草30g、山甲珠（现以猪蹄甲代）10g、甘草10g。三十剂，水煎服，每日二次。

方解：生石膏，味辛、甘，性大寒，入肺胃经，质重气浮，既能清泄肺热而平喘，又能清热泻火，清泄气分实热；党参、麦冬、五味子系生脉饮，党参补肺气而生津，麦冬养阴清肺而生津，五味子敛肺止汗而生津，合用益气敛汗，养阴生津。正如《难经》所说："损其肺者，益其气。"川贝母味苦，甘，性微寒，入心、肺经，既能清肺凉心，润肺化痰，又能开郁散结，清泄胸中郁结之火；制何首乌入肾，补养真阴，益精填髓。龟甲味咸，甘，性平，入肾、心、肝经，能滋肾阴而潜浮阳，治肝肾不足，骨蒸痨热，潮热盗汗。炒白术甘温补中，苦温燥湿，既能补脾益气，治脾胃虚弱，消化不良，体倦乏力，又能燥湿利水，治脾不健运，痰饮水肿。桔梗味辛，苦，性平，入肺经，既能开宣肺气，泻火散寒，通利胸膈，又能宣通气血，祛痰排脓。黄芪味甘，性微温，入脾、肺经，是升阳补气的圣药，既能升阳举陷，又能补肺气，泻阴火，还可益元气，温三焦，壮脾胃。半枝莲、土茯苓、重楼、白花蛇舌草、山甲珠等可清热解毒，消肿排脓，是中医治疗癌症的重要药物。甘草润肺，止咳祛痰，使湿热之邪从下渗出。上药合用，益气生津，养血填髓，润肺化痰，清热解毒。

杨喜娥服上述中药90剂，西黄丸十几年一直服用，从未间断过，她的生命仍在，这可能与手术有关，也可能与服"西黄丸"有一定的关系。正如王玉杰教授所说："十几年我共做了100多例小叶性肺癌手术，存活时间最长的是杨喜娥。"这大概也能说明长期服用"西黄丸"的作用。

2015年，我和朋友一起到延安，李中平携妻子杨喜娥给予了我们热情的招待，他们从志丹县买来了整只现杀的羊，做了手抓羊肉，还从延安文工团请来了演员，他们吹打弹唱，一直折腾到夜间十点，杨喜娥更是跑前跑后不亦乐乎。

夜深人静，我和朋友住在宾馆里，心情久久不能平静，深感延安人民的好客与热情。

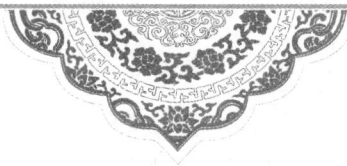

七

时代变革，促使人和山水也在变

　　辅云丽是辅友成的女儿，自幼生长在陕西省安塞县龙安公社的一个小山沟里。由于家境贫寒，辅云丽一直处在吃不饱穿不暖的状态之中，因此到了十七八岁的发育年龄，她还非常单薄，后来她勉强嫁给了本公社的小伙王志彬为妻。生活和劳动仍然是异常艰苦，她长期过着一年 240 斤毛粮的艰辛生活。

　　十一届三中全会以后，辅云丽的父亲在国家政策的感召之下，到公社工作，由于表现出色，提了干，转了正，后来被安塞县提拔为龙安公社的副书记，主持龙安公社的日常工作。家庭条件虽然有了改善，但是辅云丽仍然是豆芽菜一个，身体发育为时已晚，而且她的爱人又有了新欢，离婚之后辅云丽带着孩子仍然过着无依无靠的日子。她的父亲把她安排在县公安局的一个下属单位工作，主要负责汽车的安全使用和牌照的管理。

2002年，辅云丽来北京出差找到我后，我发现她面色萎黄，消瘦，睡眠差，心慌，乏力，我给她切了脉，开了一个处方。

处方：黄芪30g、桂枝10g、白芍30g、熟地30g、当归10g、川芎10g、炒白术15g、砂仁10g、龙眼肉10g、柏子仁15g、麦冬15g、五味子10g、党参30g、生磁石40g、炙甘草10g。七剂，水煎服。

2004年，我去延安游玩，见到了久别的辅云丽，我发现她好像变了一个人。她着装整齐，头发黑亮，面色白里透红，肌肉丰满。我很奇怪，这哪里是辅云丽呀？这哪是豆芽菜啊？她说："我上次去北京时您给我开的中药很管用，我连着吃了四五十剂，一日两次，一天都没有间断过。我吃后心慌气短没有了，夜里也能睡好觉，饮食大增，气色一天天好转。你看我哪里像五十多岁的人啊。"

我听后这才恍然大悟，忙说："管用就好，你把药方留起来，不要扔，这个方子比较适合你。我祝你健康平安，吉祥六顺，猴年发财。"

我和杨玉显、张文雄等人又在辅云丽承包的农场玩了一天，在那里我看到这个农场建在山上，20世纪70年代沟壑纵横、山峦起伏的样子已经不见了，变成了一片绿色，望不到边，过去光秃秃的山梁今天已经成为陕北一道亮丽的风景线。我不禁想起辅云丽，人和山都在发生着翻天覆地的变化，我们一行四人在延安逗留了四天，结束了在革命老区的难忘之旅。

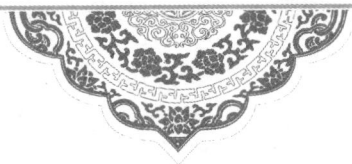

八

中西医结合，辨病与辨证相结合

　　程长生是关中人，中专毕业之后分配到延安地区农业局工作，他对工作认真负责，兢兢业业，是单位里出了名的工作狂。1976 年以后，他这个业务尖子被提拔为陕西省洛川县县长，开始主持全县的日常工作。他主抓的一项工作就是植树造林，要让洛川县人民从根本上富起来。洛川县位于黄陵县和富县之间，属于地地道道的陕北高原之一，虽然不像人们所说的每人一生只洗两次澡，但是这个县的人用水确实很困难，往往洗脸水不能倒掉，要澄清后二次或者三次利用。程长生抓住这个特点，号召全县人民打井，让全县人民栽培苹果树。几年之后，果然见到成果。洛川县境内到处是苹果树，到处是果香，洛川苹果成为了走向全国，走向世界的畅销商品。

　　然而，天有不测风云，在这一年的 6 月份，程长生发觉自己的面目时常肿胀，他去医院就医，医生也说不出所以然来，吃了一年的药也不管用。肿胀依然存在，无奈，他把厢式货车换成了北京212，开始了寻医之路，他去榆林、西安、铜川等地。1980年5月，他来到延安地区人民医院，见到我之后，他说："我这个病已经两年多了，去过很多地方都没有结果，还是你给我看看吧。"我给他摸了脉，并且询问了他的症状，他的主要表现是额面肿胀，按之应手而起，面色㿠白，气喘，语言无力，形寒怕风，出汗，稍有咳嗽，舌质淡，苔薄白，脉虚而无力。他的症状符合中医"面浮"的范畴，宜健脾益气升阳，我给他开了一个处方，主要是补中益气汤加减。

处方：黄芪60g、党参30g、升麻10g、炒白术15g、陈皮10g、当归10g、桂枝10g、葛根30g、附片15g（先煎）、丹参30g、炒车前子10g、鸡血藤30g、麦冬15g、五味子10g、木香10g。五剂，水煎服，每日一剂。

我跟程长生说："面浮是中医范畴的慢性病之一，尤其是脾虚面浮临床并不多见，我们见到的这种患者大部分都是女人，男子很少见，这可能是你治疗长期不见效的原因，你吃中药后，不管症状消失与否都应该去大城市西安做个碘131检查，查一下你的甲状腺功能。"

服药后，程长生又来到延安地区人民医院，他跟我说："这几剂药服用之后，我的气喘、说话无力、怕风都有好转，出汗、咳嗽明显减轻，但脸还是肿胀。"我说："你还是去西安吧，进一步检查一下，对你的疾病只有好处没坏处。"

照我的建议，他去了陕西省人民医院，做了碘 131 检查，结果是甲状腺功能低下。医生给开了一瓶甲状腺素片，花了 1 块多钱，服后症状消失。从他的面色看，身体还是有些虚，我按脾阳不振又给他开了一个药方。

处方：黄芪 30g、党参 30g、茯苓 30g、砂仁 10g、炙麻黄 6g、陈皮 10g、当归 10g、附片 10g、干姜 10g、肉苁蓉 30g、炒白术 15g、巴戟天 30g、川续断 15g、鸡血藤 30g。五剂，水煎服，每日一剂。

服药后，程长生浑身有力，症状全部消失。至此，他彻底告别了寻医的旅程，全心全意在县长的位置上继续发挥着光和热。

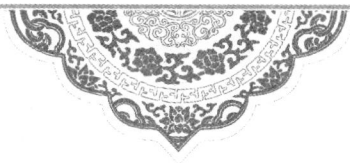

九

歪打正着，一次治愈面瘫

    1993 年，我从延安调北京后住在通州城里，在次渠乡上班，每天要坐班车跑 20 多千米，那时候的路也不宽，车也开不快，一个多小时才能到达。我每天都要六点钟起床，七点钟乘车，日久也就成了习惯。这天，我和往常一样，吃完饭后来了候车处，候车的人很多，我们一起说说笑笑上了班车，大约 7 点 50 分，班车到达次渠。下车后我看到很多人在做买卖，其中有一个人我很熟悉，他就是次渠二大队的张万仓，他和媳妇整了一个早点摊儿，每天在这儿卖油饼、油条、老豆腐。

    他一见我下班车，就说："你吃油条吗？"

    我说："不吃。"

    紧接着，他又说："嘴歪了能治吗？"

    我说："能治。"

他说："那怎么治啊？"

我说："吃中药，吃西药，针灸都行。"

他说："我怕扎针，一会儿我找你去。"

我这才发现张万仓的嘴歪了，而且是嘴歪眼斜，两眼流泪，鼻唇沟变浅，已经有一天多的时间了。

他媳妇开玩笑地说："你看你那个德行，男子汉你怕什么呀，你要是怕扎针，就让你的嘴歪到脖子后头去。"

听他们说完后，我继续去上班。

上午，10点30分左右，张万仓收了早点摊儿，步行来到诊室。我询问病情后给他开了西药：消炎痛25mg，每日三次，连服三次；维生素B6，20mg，每日三次；强的松10mg，每日三次，连服三日。我还给其开了中药，主要是针对其正气不足，经络空虚，卫外不固，风邪乘虚侵入经络，气血痹阻才发生口角㖞斜，他的病属于中经络，不属于中脏腑，所以用"牵正散"施治。

处方：黄芪30g、桂枝10g、当归10g、川芎10g、白附子15g、白僵蚕10g、全蝎10g、防风10g、红花10g、威灵仙30g、白芷10g、葛根15g。二剂，水煎服。

我开完中药又问张万仓："你扎不扎针啊？"

张万仓说："我媳妇说扎就扎吧。"

我从针盒里取出银针，在他的合谷、颊车、地仓、四白、太阳穴各扎一针，这时只见张万仓唇色苍白，汗出如雨，他很快就昏了过去。

这时等着看病的人都说："我们能帮你什么忙呀？"

我说："你们什么忙都帮不上，哪位去灶房一趟，拿点白糖给张万仓沏碗白糖水就行了。"

照我的吩咐，他们给患者喝了白糖水，张万仓苏醒过来，我这才把针拔掉。此时张万仓大汗淋漓，连皮沙发都浸湿了，大有亡阳的苗头。这个时候，他的爱人来接他回去，他媳妇说："你真晕针啊，大老爷们儿白当了。"说完把没事的张万仓及所开的药带回去了。

第二天，我从班车下来，看到张万仓矗立在买卖摊儿大声喊我："张大夫，你吃油条吗？"我仔细看向张万仓，发现他的嘴已经正过来了，面神经麻痹也没有了，眼睛也不斜视了，鼻唇沟也正了。

是什么药这么快呢？还是不治自愈呢？我琢磨了半天，应该都不是。最主要的是他晕针之后大量出汗，风寒之邪随汗而出，所以他恢复得这么快，完全是"歪打正着"，正如《金匮要略》所载："太阳病，其证备，身体强，几几然，脉反沉迟，此为痉，瓜蒌桂枝汤主之。"这说明遇到此病，发汗是正确的。

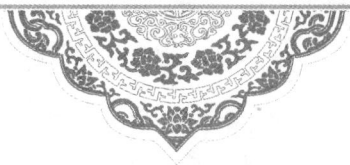

胆大心细，体恤民心

1993 年 2 月的一天，天气特别冷，我正和北京通州区台湖镇镇政府的一些人在中医药研究所聊天儿，突然从次渠的大街上开过来一辆红色的桑塔纳，停在院内之后，从车上下来一位中年妇女，怀里抱着裹满被子的孩子，急急忙忙奔向诊室。我问她："怎么啦？"她说："这孩子吃错药了。"经仔细询问，她继续说："这孩子哭闹不止，我就把一个装有奋乃静的小瓶给她玩，没想到，她打开瓶子把药倒了一炕，把里面的药片带糖皮儿吃了很多，一直昏睡。"

我问她："是什么时候吃的？"

她说："昨天晚上。"

我又问她："你为什么不去乡卫生院。"

她说："我们先去的卫生院，医生说看不了，让我们去北京儿童医院，我听司机说这有专家，就跑到这来了。"

28

　　我拿出听诊器，让这位妇女把小孩围的被子和衣服解开，听诊器很凉，当接触到孩子胸脯的时候，孩子闭着眼睛大哭不止，我又看了一下她的瞳孔，瞳孔变化不大，心跳104次/分钟。我让母亲给孩子把衣服穿好，又把孩子裹了起来。

　　我说："你交五毛钱，我给你拿上五毛钱的甘草，你家里有绿豆吗？把绿豆和甘草熬成汤，能喝多少就给孩子喝多少。你孩子的病不要紧的。"

　　她说："有。"

　　就这样，她抱着孩子离开了诊室。

　　第三天，我去北小营村出诊，遇到给大队书记开车的那个司机，我问他："那个孩子好了吗？"

　　司机说："您还问呢！我好心开车带人到你那里看病，结果你五毛钱把人给打发了，我这个后悔，人家有事用一回车不容易，这要是人家孩子有个三长两短，我怎么对得起人家呢？"

　　听了他的话，我说："这件事情怨我，有两点没有跟你说清楚。第一，奋乃静是抗精神病的一种药物，它毒性较小，使用比较安全，小孩吃了奋乃静后虽然出现了较长时间的嗜睡，但中毒现象并不明显，而且时间比较长，已经超过了24小时，当受到外界刺激的时候知道哭，说明小孩吃的奋乃静并不多，这就是我放走她的原因之一。第二，绿豆甘草汤在临床沿用已久，只是价格便宜不被人们所认识。绿豆可以祛暑利水，对于暑热烦渴、水肿、丹毒有很好的治疗作用，它还有一个作用就是解药毒，配合甘草，确有独到之处。在清·杨时泰的《本草述钩元》中记载，甘草能治疗十二种乳石毒，解千二百般草木毒。所以，绿豆、甘草共同使用在解毒方面有很好的作用。这是我放走这个孩子的原因之二。"

司机听后，脸上现出半信半疑的神色，在一旁默不作声。

回家后，我躺在炕上睡不着觉，一直在炕上"翻饼"，大约在凌晨4点多钟，我实在躺不住了，就爬起来去敲患者家的门。我表明身份后，小孩的父亲打开了门，我进去一看，孩子正在炕上玩呢。然后我才回去睡觉。

总之，对这个孩子的诊断明确，使其花钱少，没跑冤枉路，也没浪费时间，既解决了患者病痛，又没给上级医院增加负担，我想这是基层医务人员应有的责任。

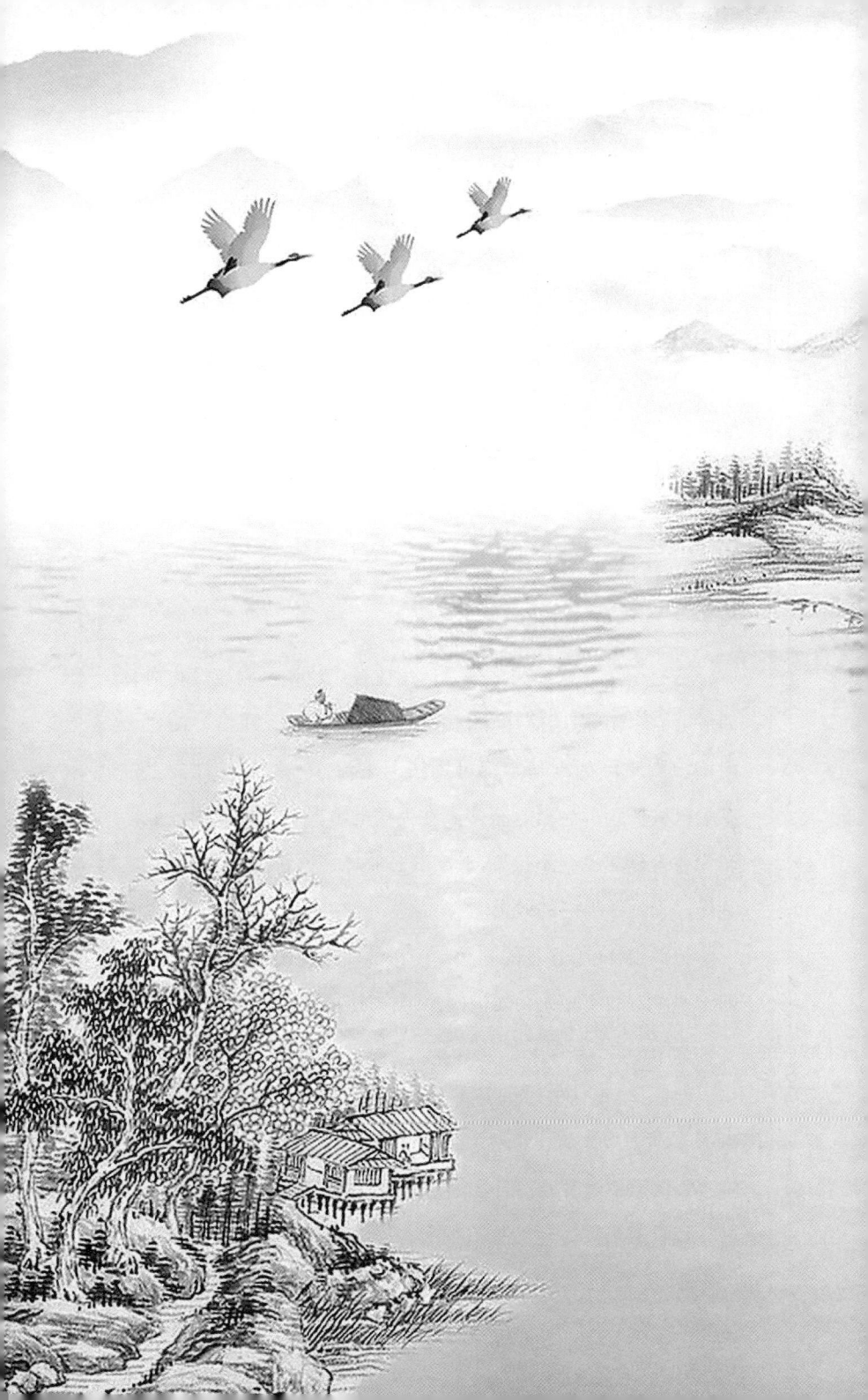

十一

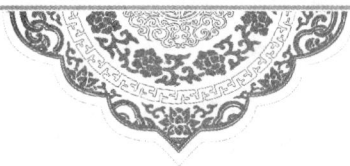

中药三七粉治红伤——作用独特

三七粉是常用中药之一，运用比较广泛，可以散瘀止血，消肿止痛。在临床应用中，凡是咳血、吐血、衄血、便血、崩漏、胸腹刺痛，基本都可用三七去治疗。目前在社会上，三七已被传为养生药，很多人在无病的情况下长期服用三七，实为益寿延年"金不换"。其实我在临床实践中也用其治疗过红伤，收到了很好的效果。

记得1994年6月的一天，中医药研究所的门外来了一位四十岁左右的年轻人，他进门便问："这里瞧红伤吗？"

我问："你怎么了？"

他说："我是个建筑工人，给人搞建筑时房梁掉下来把头砸了，刚去卫生院，医生检查之后说伤口比较大，一定要缝针，我执意不缝针就离开。如果你要缝针我还走。"

我看了半天，他的伤口很大，房梁掉下来时他往左一躲，头皮整个撕裂，伤口直径有10厘米，拿手术镊子可以敲到骨头上，他的伤口上盖着一块毛巾，毛巾上面全是血迹，用一个草帽覆盖。

我犹豫了一会儿，给他治不治呢？最后，我还是顺应了他的想法，不缝针。

我命其躺在床上，把脑袋露出来，我用剪刀把他的头发剪掉，给他消毒。用了三瓶生理盐水给其清理伤口，伤口上凡是清洗不掉的脏东西一律用剪子铰掉，直到伤口洗得和肉一样白，最后我用镊子给他对缝儿。对好后，我想道："门诊上连消炎粉都没有，我给他用什么呢？"

突然，我想起，药房前几天进了几斤三七粉，我找到后用三七粉给他从前到后把伤口封住。伤口太大了，又怕他晚上睡觉把伤口挣开，于是我用了五卷纱布给其横竖、上下包扎严实，全部都弄好了才放其回家，并嘱咐其第二天来换药。

第二天早上，我八点钟去上班，发现该患者与一些来看中医的人一起在门口等候，我将他们迎进诊室后，首先给这个患者治疗。我把纱布一层层打开，用酒精棉球给其慢慢擦拭伤口，只见他的头上从前到后有一条粉红色的印儿，用棉球擦不开，伤口已经长住了。粉颜色的印儿是患者伤口流出来的血和三七粉融合而成的，我非常高兴，没想到，三七粉的作用有这么强。给患者测了体温，量了血压，均在正常范围。然后，我又给患者的伤口上了点三七粉，令其回家。

三七味甘，微苦，温，入肝、胃经，为散瘀止血、消肿定痛的要药。三七粉则是多头的三七打成的粉，头儿越多越珍贵。

《本草纲目拾遗》记载："人参补气第一,三七补血第一。"

《本草纲目》记载："三七，近时始出，南人军中，因为金疮要药，亦有奇功。"

《玉楸药解》记载："三七能和营止血，通脉行瘀，行瘀血而敛新血"，"凡经期、跌打、痈肿、疤痕、一切瘀血皆破；凡呕衄、崩漏、刀伤、箭伤，一切新血皆止。"

可见，三七有着很强的补血活血、治创伤的作用，外用以粉剂为佳。一般认为它有扩张血管的作用；有较强的镇痛作用；有抗炎的作用；有止血不留瘀血、行血不伤新血的作用。

前面这个患者就是例证。

这件事情已经过去了 25 年，但我却记忆犹新，更说明了用三七粉来治疗跌打肿痛的实在道理。

十二

中医的抢救有时胜过西医

腾万全，今年 50 岁，因其父母生育过多，故以"老五"而出名。他性格直爽，讲义气，孝顺老人，喜文弄武，曾在北京通州城里小有名气。1993 年我到通州后与其相识，来往甚多，成为了朋友，并以兄弟相称。2000 年 2 月的一天，他父母有病邀请我出诊，我来到他家后，对其父母逐个进行了检查。

其父亲腾文顺，现年 66 岁，主要症状：气喘、出汗、心慌、乏力加重一周。过去也曾有气喘、咳嗽的病史十几年，体重严重超标，大概有 200 斤，肚子大，腿肿，查其舌质淡，苔白，舌体胖大，脉沉细。

根据他的情况我给其诊断为慢性肺源性心脏病。Ⅱ度心力衰竭，肺气肿，并给予中药治疗。

治则：温阳利水，强心利尿。

处方：附子 30g、干姜 10g、炒白术 30g、桂枝 10g、泽泻 10g、猪苓 15g、陈皮 10g、法半夏 10g、炒车前子 15g、川贝母 10g、党参 30g、黄芪 30g、连翘 30g、白茅根 30g、桔梗 10g、白花蛇舌草 30g、茯苓 30g、生甘草 10g。三剂，水煎服，每日一剂。

方解：附子大辛大热，为通行十二经脉纯阳之药，上能助心阳通脉，下可补肾阳以益火，是一种温补命门之火、回阳救逆的要药。干姜与附子温中逐寒，止咳，附子无姜不热，二药互用，出自《伤寒论》。炒白术甘温，既能补脾益气，又能燥湿利水；桂枝横行手臂，温通经脉，还能宣散寒邪，利水消肿；泽泻、猪苓归膀胱经、肾经，善于清湿、消肿及利小便；法半夏、陈皮辛散降逆，行气健脾，燥湿化痰，调中快膈；炒车前子利尿通淋，清肝明目，渗湿止泻；川贝母润肺化痰，开郁散结；黄芪升阳补气，固表止汗，利水消肿，补气可达周身；党参养阴和胃，润肺祛痰；连翘善走上焦，泻心火，破血结，散气聚；白茅根利水通淋，生津止渴，导热下行；桔梗开宣肺气，解表利咽，止咳排痰；茯苓健脾补中，利水渗湿，专治清气不升，元气下流；白花蛇舌草消积败毒，消肿止痛；甘草润肺，祛痰止咳，专治心气不足，心悸怔忡，还可缓急止痛。

上药合用，益气平喘，温阳祛寒，润肺止咳，强心利尿。

服药后，心悸、气喘明显好转，小便增多。下肢肿消失，咳嗽减轻，舌质淡，脉较前有力。在原基础上再加炒白术

30g、鱼腥草 30g，以加强健脾和解毒之功能。三剂，水煎服。药后症状消失。

腾万全之母因腰痛病的困扰，在地上爬行，经检查系腰扭伤，内脏毛病不大，我第一次去时扎两针即愈。

2009 年时，腾万全的父亲腾文顺犯病，住在通州区老年病医院。在抢救室两次报病危通知后，腾万全给我打电话，说其父亲快不行了，心脏随时有停跳的可能。我说："别听他们吓唬人，我这就到。"我来到病房之后，发现医生正在给腾文顺输抢救的药，腾文顺张着大口出气，喘息声接连不断，他的心音弱，心音遥远，肋间隙增宽，桶状胸，颈静脉怒张，下肢凹陷性水肿，他体胖，肚子大得吓人。我看到这种情况后，立即给腾文顺开中药二剂。

处方：生石膏 30g、乌梅 10g、麦冬 15g、五味子 10g、党参 30g、黄芪 30g、法半夏 10g、川贝母 10g、桂枝 10g、桔梗 10g、炒苏子 15g、葶苈子 20g、连翘 30g、金银花 30g、炒车前子 15g、茯苓 30g、川木通 15g、炙麻黄 10g、甘草 10g。

方解：生石膏、炙麻黄互用，一寒一温，一降一升，相互制约，相互为用。宣肺平喘，发越水气，清热降火，利水消肿，也治水气凝聚下焦所致的少腹肿大，正如《医门法律·胀病论》所说："凡有癥瘕积块痞块即是胀病之根，日积月累，腹大如箕，腹大如瓮，是名瘅腹胀……仲景所谓实水者，正指此也。"党参、麦冬、五味子互用可益气敛汗，养阴生津，适合津气两伤，纯虚无邪；桂枝、茯苓温阳化气，利水除烦；炙麻黄、乌梅互用，麻黄辛散，开腠理散寒邪，乌梅酸收，敛肺止咳，二药一散一收，恢复肺脏之功能；金银花、连翘互用，出自清代吴鞠通《温病条辨》银翘散，可消肿散结止痛；法半夏、川贝母互用，半夏燥湿化痰，川贝母润肺化痰，二药一个突出润，一个突出燥，合用消痞散结；炒车前子、川木通清热利尿，渗湿消肿；葶苈子泻肺平喘，利尿消肿，通调水道；苏子清利上下，降气平喘；桔梗、甘草互用，宣肺清咽，开音止咳。黄芪实腠理，补肺气。

　　服药二剂后，腾文顺的各症状均明显好转，即出院回家休养。我按上方给其做水丸十四剂，嘱其按时服用。腾文顺一直服用水丸，维持到2014年辞世，死时82岁。

　　每当腾万全和我说起他的父亲腾文顺时，都是语言謇涩，声泪俱下，认为他的父亲一辈子不容易，生育了那么多的儿女，干了那么多的事儿，这充分体现了腾万全对父亲的一片孝心和爱心。

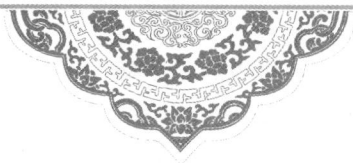

癌症不等于死亡

冯一然是我们村大队会计的儿媳妇，常年在家务农，闲时给白沟地区的老板加工提包，换取些金钱度日。她爱人李玉田则是村里有名的志愿者，哪里有困难哪里就有他的身影出现。两口子在村里的名声很好。他们的两个孩子一个在廊坊上班，一个在家念书。生活虽然苦点儿，但是还算得上无忧无虑。

但是在2008年的一天，冯一然感到全身有点发热，继而出现咳嗽，出汗，音哑，她爱人把他送到北京协和医院，经化验和活体组织检查，以"颈部血管免疫T细胞瘤"收入院，因为错过了手术机会，在医院进行化疗。当时和冯一然一起住院的原中央电视台某主持人已由协和医院转北京304医院，化疗数次后死亡。冯一然经过两次化疗和CT检查后，把爱人李玉田叫到跟前说："我这个病连住院费、化疗费、检查费以及化疗费，已经花了 14 万元，再住下去也是人财两空，连某某那么有钱的人患上这病也是死路一条，我再住下去也不会有什么好结果，干脆回家吧。"李玉田听从了爱人的意见，从市场找来一辆出租车，把冯一然送回了老家。李玉田也知道回家意味着什么，他把棺材和寿衣都准备齐全。而冯一然也为了一辈子不遗憾，命令 17 岁的女儿嫁了人。

在等待冯一然咽气的时候，李玉田遇到了村里的党支部书记郝春才，当他问起李玉田爱人的情况时，李玉田说："我媳妇从北京回来后每天发烧，咳嗽，夜里不能睡觉，村里的人想看看她，但她紧闭门户谁也不见，她认为化疗后从 120 多斤变成 80 多斤，且头上一根头发都没有，跟个小鸡子一样没脸见人。"

郝春才说："你找北京的张大夫，他是咱们村的，没准能解决问题。"

李玉田听后立即给我通了电话，他说："我是李玉田，一个村的。"

我说："李玉田是谁啊？我不认识你呀？"

他说："我是会计李顺德的儿子，我媳妇有病你能治吗？"

我说："你媳妇都是什么症状？"

他说："就是发烧，咳嗽，夜里不睡觉。"

我说："你带着患者来吧，就你说的情况大概好治。"

他又说："我媳妇虚弱得很厉害，去北京可能动不了。"

我说："动不了，没有关系，你把在别的医院看病的病历带来就行了。"

第二天李玉田来到了诊室，我看到冯一然的病历后有些惊讶。她不是发烧、咳嗽那么简单，她患的是"淋巴癌"。我和李玉田说："你爱人的情况我知道了，情况很复杂，也不是一般的病，根据病历提供的资料我先给她开几剂药，再拿几盒西黄丸回去给她吃。你如果没有钱的话就算了，有钱的话就给我成本钱吧。这么大的一个药店我估计养她治病还是没有问题，一个村子的老乡我也不想赚你的钱。"

按照冯一然所表现的症状：发热咳嗽、心慌、痰少，身痒，消瘦，免疫力低下等，我给其开了一个药方。

处方：生石膏 40g、炙麻黄 10g、杏仁 10g、法半夏 10g、地骨皮 30g、知母 10g、牡丹皮 10g、炒苏子 10g、细辛 3g、麦冬 15g、玄参 30g、五味子 10g、党参 30g、太子参 20g、白花蛇舌草 30g、半枝莲 30g、土茯苓 30g、金银花 30g、猫爪草 30g、甘草 10g。七剂，水煎服。

我嘱咐李玉田，为了省点钱，每剂药可以煎四次，也就是一剂药喝两天，西黄丸每天吃两次，每次喝一支。

方解：生石膏味辛，甘，性大寒，入肺、胃经，能清肺平喘，又能泄气分之热；炙麻黄味辛，微苦，温，入肺、膀胱经，可散寒解表，又能祛风止痒，还能宣肺平喘，利尿消肿；杏仁止咳平喘，润肠通便；甘草泻火解毒，益气补中，缓急止痛。此四味药合用就是《伤寒论》所载的"麻杏石甘汤"，辛寒清里，宣肺泄热，不仅有汗可用，无汗也可用，里热能清，表郁得解。我们使用它，主要是治理肺气，相当于治理长江的源头。法半夏辛散降逆；地骨皮清肺降火；知母泻肺润燥，除烦热；牡丹皮清热凉血，活血散瘀；炒苏子降气消痰，润燥止咳；细辛润肺化饮，通窍止痛；党参、麦冬、五味子系生脉饮，可益气养阴，敛肺止咳；玄参清热泻肺，除烦止渴，可治痰火郁结引起的瘰疬、痰核、瘿瘤等；太子参益气健脾，生津润肺；白花蛇舌草、半枝莲、土茯苓、猫爪草、金银花均有消积败毒的作用，可治疗疔疮、癌肿，对肿瘤炎症的渗出具有一定的消炎作用，对肿瘤也有一定拮抗作用。

服药后的第六天，我接到李玉田打来的电话，他说："冯一然的体温已由39℃降到37℃，咳嗽、身痒、心慌等症状也明显好转，我摸着她大腿根的疙瘩也开始变小，你开的药有效。"我听后很高兴，嘱咐李玉田继续给冯一然吃我开的中药。

2008年6月6日上午，冯一然在李玉田的陪同下来到了我的诊室，她戴着假头套，身材很消瘦，说话很干练，看不出有病的样子，我说："你的病你知道，既然来了就安心治病，什么都不要想，你的敌人就是你所患的疾病，必须和它做坚决的斗争，同时心态要好，心态正常与不正常结果是不一样的。"

根据冯一然的病情以及她的脉搏变化情况，我又在原方基础上进行了加减。

处方：生石膏 30g、炙麻黄 10g、法半夏 10g、地骨皮 30g、知母 10g、牡丹皮 10g、细辛 3g、山甲珠（现用猪蹄甲代）10g、麦冬 15g、五味子 10g、土茯苓 30g、党参 30g、重楼 30g、山药 30g、半枝莲 30g、金银花 30g、炙甘草 10g。继服七剂。

服药后冯一然的身体一天比一天好转，她继续坚持治疗。翻开她的病历，一共来门诊 11 次，以后就停药了。她已经能干活，又开始每天缝制皮包，还经常去地里收割庄稼。这说明癌症是不可怕的，是可以战胜的。得了癌症，只要认真对待，病魔终究会被驱走，乌云终究会见太阳。

2017 年 8 月，冯一然因腹痛去保定第二康复医院检查，报告为"胃癌"，进行胃次全切手术，术后死亡，检查报告未提及"颈部血管免疫 T 细胞瘤"，胃癌是不是由此病转移的说不清楚。

总之，冯一然患了淋巴癌又能活 10 年，说明她对疾病有一定的抑制力，也说明了中药对肿瘤的治疗有一定的作用。

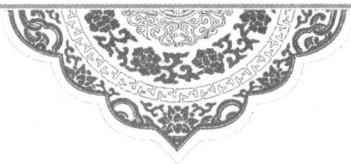

十四

到农村去，大有作为

　　王庆荣是我的朋友，也是北京通州区次渠二大队的农民，我们经常互相来往，有时我也到他那里去。他家和别人家不一样，他的母亲懂些医术，有宗教信仰，供奉着一座佛龛，上面摆着几个苹果，还有一点水，香炉上沾满了香灰，进屋能闻到一股特殊的味道，她专门瞧一些离奇的精神类疾病。受其母亲的影响，王庆荣爱说一些中药治病的见解和方法，因此跟我很熟。

　　有一次，王庆荣和我谈起他弟弟的小孩："今年5岁，不知从什么时候开始，一发热就抽风，去医院治疗回来还是那样，你想办法给治一治。"

　　我说："你母亲不是治那种病的吗？先让她给治治，然后再说。"

　　他说："这种病我母亲治不了，还是你来治吧。"

　　我接受了王庆荣的委托，次日，王庆荣的兄弟将5岁的女儿带到了诊室，我对这个孩子的病情进行了详细的了解。

　　她的主要表现：4岁时曾患过一次重感冒，当时高烧，咳嗽，痰多，头痛，流涕，去医院治疗，给的是四环素、阿司匹林，其他药不知道什么名字，服药后烧退了，症状消失，家里认为好了，也没再引起重视，可是两日之后开始抽风了。量体温39.5℃，次渠医院给予退烧治疗，烧退后抽风也有缓解。一年多以来，每次发烧即抽风，每次抽风都是病情突然，来势汹汹。

　　了解了这个孩子的发病经过后，我认为这个孩子的病是感冒失治，热入阴分，盘踞为伏邪，每为外邪所犯，则引动伏邪，导致体温升高，然后出现四肢拘急、抽风等症状。治疗应以疏风清热，滋阴健脾，镇惊开窍为主。

　　处方：生石膏30g、桑叶30g、菊花10g、白芍15g、金银花15g、连翘15g、生地15g、杏仁10g、钩藤10g（后下）、川贝母6g、胆南星5g、竹茹6g、天麻6g、羚羊角粉3g。五剂，水煎服。

　　方解：生石膏味辛，甘，性大寒，专清肺气，清气分之热，解肌肤之热；桑叶、菊花清肝明目，清热息风；白芍、生地养阴增液，柔肝舒筋；金银花、连翘并走于上，轻清升浮宣散，清气凉血，消肿散结；杏仁治热邪内郁，高热不退；川贝母、竹茹清热化痰；胆南星息风定惊，适用于中风痰迷、癫狂惊乱；钩藤、羚羊角粉清热凉肝，息风止痉；天麻能镇惊止痛，治肢体麻木，手足不遂。上药合用，清热止痉，平肝息风。

服药后，症状消失。

2014年，我去次渠办事，遇见久别的王庆荣，他问寒问暖，好像遇到亲人一样。说话期间谈起了他的侄女，他说："这孩子已经长大了，结婚生了小孩，那年多亏你给开了五剂药，直到现在，她发烧的老病也没有犯，生活得很好。你有时间还是应该多到我们农村跑几趟，农村这种病还有，不只是我侄女一个人，你来是给我们治病的，这是其一，二是你们常来也能得到锻炼，这正像毛主席所说的，在农村大有作为。"

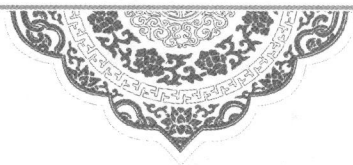

中药显身手，维持生命十五年

魏延华是我的朋友，在北京通州区城市管理委员会工作，任副大队长。他的父亲去世较早，只有母亲顾秀英和他的儿子七哥一起生活。顾秀英身体不好，生育又多，经常吃药，75岁时，心脏病复发，魏延华将其母亲送进通州某医院进行治疗，经拍片子，心脏彩超，心电图等检查后，诊断为慢性肺源性心脏病，肺气肿，Ⅱ度心衰，动脉硬化症，低蛋白血症。主要表现是咳嗽，心慌气短，乏力，下肢浮肿，消瘦，脸色发黑等。在医院治疗一个多月后，院长跟魏延华说："你母亲患的是慢性肺心病，这种病是很难治愈的，我建议你们出院，回家吸氧。看在我和你是老乡关系，我借给你一个大的氧气罐，吸完了再来换。"魏延华闻言照办。

回家之后，顾秀英不吃不喝，天天吸氧，三天后，魏延华跟我说："我妈这样恐怕不行，张哥，你去给看看吧。"

我从诊室拿了听诊器、血压计等，随魏延华来到他家的住地杨家洼小区，进门之后，我发现顾秀英坐在床上，面目表情呆滞，两个鼻孔吸着氧。我问她哪里不舒服，老太太没理我。

我随即给她进行检查，检查完后我说："这老太太是肺心病，Ⅱ度心衰，心衰没纠正你怎么就出院了呢？现在颈静脉还有怒张，下肢还有水肿，说明心衰还是存在，你们出院太早了。"

魏延华说："我也不知道，你给用点中药吧。"

我给老太太摸了摸脉，开了一个处方。

处方：生石膏30g、桂枝10g、麦冬15g、五味子10g、党参30g、乌梅10g、炙麻黄10g、川贝母10g、炒苏子10g、葶苈子20g、桔梗10g、黄芪30g、焦神曲10g、焦山楂10g、炒车前子15g、茯苓30g、连翘30g、白茅根30g、金银花30g、炙甘草10g。二剂，水煎服。

魏延华说："你为什么不开七剂呢？让老人多吃点。"

我悄悄地将嘴凑到魏延华的耳朵上说："要是老太太死了呢？你这不是浪费资源吗？"

说完我离开了他的家。

三天之后，我又去给魏延华的母亲看病，发现老太太已经不用氧气瓶了，正和几个姐妹玩麻将，她站起来后走到我跟前，主动说："张大夫，你来啦。"

我又给她进行了检查，发现她的咳嗽、下肢水肿已经消失，精神面貌较前明显好转。据她自己讲，吃饭增加，大小便正常。

我说："老太太，您不用着急，您的身体已经开始恢复，据我的预计，您能活 90 多岁。"

老太太回到麻将桌子上，高兴地跟姐妹们说："张大夫说了，我能活 90 岁。"

我思考片刻，又给她开了三剂药。

处方：生石膏 30g、桂枝 10g、太子参 15g、麦冬 15g、五味子 10g、乌梅 10g、炙麻黄 10g、葶苈子 30g、桔梗 10g、炒车前子 15g、降香 15g、川贝母 10g、连翘 30g、金银花 30g、细辛 3g、炒白术 15g、焦山楂 10g、砂仁 10g、炙甘草 10g。三剂，水煎服。

方解：生石膏能泄肺平喘，又能解肌肤之热；桂枝能温阳化气，祛风除湿，宣通闭阻，可治胸痹、胸痛、心悸、气短、憋气、脉结代等症。太子参益气健脾，生津润肺，适用于气阴不足，肺燥干咳。麦冬、五味子既可养阴润肺，又能敛肺止咳平喘，可治心阴不足引起的心烦、失眠、心悸、怔忡；乌梅、五味子酸收，养阴强心，敛肺滋肾；炙麻黄长于升散，宣肺平喘，利尿消肿，与乌梅、五味子一起，一收一散，恢复肺气之功能。葶苈子辛散开壅，苦寒沉降，既能肃降肺气，又能通调水道，可用于心力衰竭，水肿喘满；桔梗质轻升浮，开宣肺气，解表利咽，祛痰排脓；炒车前子清热利尿，化痰止咳；降香行气活血，治胸痹刺痛；川贝母润肺化痰，开郁散结，治肺虚久咳；连翘、金银花合用清气分之热，解血分之毒，宣导十二经脉的气滞血凝；细辛宣肺散邪，温肺化饮；炒白术既能补脾益气，又能燥湿利水，适合于脾胃虚弱，纳运失职；焦山楂健脾开胃，消食化积，还能活血化瘀，消食降脂；砂仁醒脾和胃，行气止痛，芳香化浊，和中消食；炙甘草润肺化痰止咳，还能缓和药性。上药合用，上能清七情六欲之火，补气敛肺，强心健脾，中能温阳化气，宣通痹阻，下能温肾化饮，利水消肿。

服药后我再去会诊，顾秀英已经一切正常，她向儿子魏延华提出："病也治得差不多了，想回永乐店黄厂铺去，在城里生活不习惯，回家比较随便。"在她的一再要求下，魏延华同意了母亲的想法并嘱咐她，回去以后要按时吃药，不可掉以轻心。他还让我照最后一个药方再开20剂，做成药丸一起带走。

2006年5月31日，魏延华来电话，说老太太病重，邀我去通州区永乐店镇黄厂铺村出诊。永乐店镇是通州最偏远的一个镇，往返要开车50多千米才能到达。黄厂铺村也是个大村，房屋排列整齐，村容村貌一流，风光秀丽。见到顾秀英后我发现，她头趴在炕上，屁股撅起，腹部胀满，嗳腐厌食，气短，舌苔厚腻，脉滑。我跟魏延华说这不是心脏病犯了，是食积，开两剂消食导滞、养阴生津的药就可以了。说罢，我给顾秀英开了一个药方。

处方：黄芪30g、桂枝10g、麦冬15g、党参30g、五味子

10g、炒白术 30g、茯苓 15g、郁李仁 30g、熟大黄 10g、焦神曲 10g、焦山楂 10g、焦槟榔 10g、连翘 30g。二剂，水煎服。

服药后顾秀英泻下甚多，腹部不胀，嗳腐及气短消失，病体痊愈。

2010 年，我再去黄厂铺村，顾秀英已经病重，西医大夫给她输液 3 天，未见好转，不久，顾秀英老太太去世。

巧合的是，顾秀英第一次看病时 75 岁，而去世时整 90 岁，她老人家虽然已经去世 8 年多了，但是，这件事却永远记在我的心中。

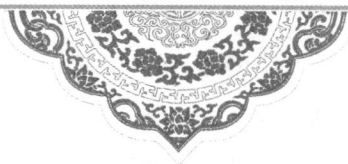

十六

生死有命，望诊断病

　　1990 年 10 月，我由陕西省延安地区人民医院调到北京市朝阳区小庄医院工作，被任命为医务科科长兼北京疑难重症专家诊治咨询中心主任，主要任务：第一，负责全院的医疗工作，医疗工作数据的统计，医生职务的晋升，医疗事故的处理。第二，全国疑难病症的处理。第三，药物的生产及购销。

　　我们聘请了北京各大医院的专家教授参与其中，这主要是因为我在延安地区人民医院工作时，北京先后派了 10 批医疗队，我都接待过他们，同他们建立了友好的关系，这些奔赴延安的中坚力量 20 年后大部分成为了知名专家教授。所以开展这项工作我具有得天独厚的条件。我的工作很忙，任务也异常的繁重，尤其是来自全国的疑难病信件就像雪片儿一样飞向小庄医院，这些必须一一解决，认真处理，尽量让患者满意。

1993 年的一天，我正在疑难重症专家咨询中心办公室上班，突然接到一个市里的电话，是我二哥打来的。

他问："在北京市急救中心你认得人吗？"

我说："不认得，你有什么事情？"

他说："我大姐夫被汽车撞了，从人行横道线里边撞到人行横道线外边，司机将其送到北京市急救中心，检查后发现，全身多发性骨折，尤其是躯干骨和肋骨，无法手术，只能打石膏。已经好几天了，司机为了省点医疗费和大夫一起动员我姐夫出院回家调养。可是家里只有一个女孩子，还是抱养的，我姐夫肉大身沉的，没有人能伺候得了他，你跟人家说说，能否让他多住些日子，好些了再回去。"

我说："我不认识北京急救中心的人，但我知道有个人在急救中心工作，他叫魏东良，和我没见过面，他的爱人在小庄医院工作，是护士长。如果你找魏东良，我可以跟他爱人张红英说一下。"

我挂了电话，来到护理办公室，说明了来意后，张红英说："魏东良就在急救中心工作，而且是外科主任，你们找他去吧。"

我和二哥来到北京急救中心，见到了魏东良主任。我说："我是小庄医院的，和张红英在一块儿。"

我把来意说了一下，魏主任说："那就先住些日子，好些了再回去，这么个事你电话里说一下就行了，干嘛还要您亲自跑一趟呢？"

我说："这不是头一次吗，打电话不太礼貌，以后再有事情就给你打个电话。"说完，我和二哥就离开了急救中心外科病房。

在往车跟前走的时候我说："二哥，你刚才打量这位魏主任了吗？他有多大岁数了？"

二哥说："打量了，大概五十二三吧。"

我说："他有病你看得出来吗？"

二哥说："看不出来。"

我说："他得的病不是好病，你看得出来吗？"

二哥说："看不出来。"

我又说："他今年都过不去你看得出来吗？"

二哥说："你胡说。"

我说："估计你也死不了我也死不了，咱们等着看。"

说完，他开车把我送回了小庄医院。

在医院里，我见到了护士长张红英，我跟她说："我今天见到了魏主任，我说的事他答应了，让我的亲戚再住些日子。另外，我这次去发现老魏有病，你不要让他上班了，带他去检查一下，没有病不是更好吗？"

她说："老魏有病？有什么病，老魏是个专家，能吃能睡，每天一数讲课费都乐得合不拢嘴，他有什么病？"

我说："我的话已经和你说了，信不信由你。"

她说："行。"

　　小庄医院工作太累，我和通州区的有关领导商量，在次渠镇成立一个"北京市通县中医药研究所"，我去那里工作。筹备了两个多月，我去小庄医院领工资，碰到了很多人，这个说护士长找你，那个说张红英找你。我领了工资来到护理部找张红英，问她找我什么事情？

　　她说："老魏查清楚了。"

　　我说："什么病啊？"

　　她说："肺癌骨转移。"

　　我又说："那你找我干什么，我又治不了。"

　　她说："老魏让我找你，老魏说北京急救中心医疗条件那么好，年年查体都查不出来，怎么那个张大夫一眼就看出来了，没准他就会治，你一定把张大夫给我找来。"

　　我听完之后说："这个病我也治不了。"

　　她说："你去一趟吧，安慰性的。"

　　我说："可以。"

　　于是我和张红英来到了她的家，见到魏东良之后寒暄了几句。我发现魏东良的模样都变了，我给他开了一个药方。

　　处方：黄芪 30g、党参 30g、制何首乌 30g、龟甲 15g、生石膏 30g、乌梅 10g、炒苏子 15g、葶苈子 20g、川贝母 10g、土茯苓 30g、重楼 30g、半枝莲 30g、山甲珠（现用猪蹄甲代）20g、白花蛇舌草 30g、连翘 30g。7 剂，水煎服。

　　药开完之后，我和司机迅速离开了他家。

　　几个月后，魏东良在北京市小庄医院去世，终年 52 岁。

这件事对我影响很深，也一直在我的脑海里盘旋，我一直在想，生死有命，富贵在天，是否有它一定的道理呢？有人问我："你怎么看出魏东良有病的？"我回答："我也不知道，可能是巧合，也可能是'望闻问切'用得多了。尤其是中医的望诊，望而知之谓之神，实践出真知。"

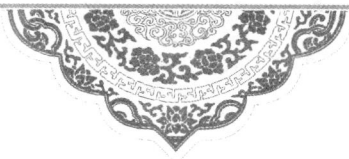

十七

救人一命，胜造七级浮屠

邓宝顺是我的朋友，在通州八里桥市场开了个牛栏山酒批发专卖店。他的老板是小舅子李志强，这是个家族企业。除了家里人外还雇有三四十个职工，主要是在通州地区销售牛栏山酒和口杯，这种酒卖得很好，通州人除此不认，几十年下来，李志强成了大老板，更成为家庭的顶梁柱，权威性也高。邓宝顺是李志强的姐夫，虽然是亲戚关系，但是感情很好，他们之间无话不说，李志强说什么邓宝顺一律照办。

记得 2012 年的一天，我正在西联国际石材交易市场行医，接到邓宝顺的电话。

他说："我的丈母娘正在潞河医院抢救，医院已经发了三次病危通知书，每一次签字李志强都哭个不停，你是否来看一下。"

我跟邓宝顺开玩笑说："那是你丈母娘，又不是你娘，我干什么去？更何况我现在很忙，患者很多，现在也走不开。"

他说："你下了班来看看。"

我答应了。

晚上 9 点 40 分我和爱人陈晓燕来到医院，患者床前人很多，我仔细询问了患者的情况。患者刘若英，女性，现年 86 岁。主要症状：高烧，气喘，咳嗽二天，医院给输上液，插上导尿管，带上呼吸机，多导仪和心脏示波器进行 24 小时观测。

我看完之后，跟李志强说："患者主要是肺源性心脏病合并肺部感染，有脑梗，是陈旧性的，不是新发的，有心衰，是左心衰而不是右心衰，是肺循环淤血而不是体循环淤血，根据尿量来判断，我认为她的病没有多大问题，我只问你吃中药不，如果吃的话你就派人跟我去拿药，如果不吃的话那我就回家了，陪着你们等患者咽气没有什么意思。"

李志强说："吃。"

我说："那你派人吧。"

我开车拉着李志强的姐夫邓宝顺、二姐李芸一起来到盛仁堂医药有限公司，敲开门，说明了来意。

值班的人说："她们不会抓药。"

我说："你们帮我找药，由我的家属来称分量，她是中药士。"

只抓了一剂药，在柜台押了 100 元钱，我嘱咐邓宝顺："今晚 12 点，凌晨 2 点、6 点，各喝一次，然后把药倒掉。"

早上 8 点 30 分，医生开始查房，检查到刘若英时，发现她已经不烧，无咳，不气喘，尿量也够，认为患者无大碍，可以转入普通病房。又在医院住了两天出院回家。

邓宝顺和我聊天时，问我给老太太开的什么药？我就告诉了他。

处方：生石膏 30g、炙麻黄 10g、乌梅 10g、麦冬 15g、五味子 10g、桂枝 10g、党参 30g、炒苏子 10g、葶苈子 30g、川贝母 10g、黄芪 30g、炒车前子 15g、连翘 30g、金银花 30g、柴胡 15g、土茯苓 30g、炙甘草 10g。

方解：方中生石膏清肺胃热，柴胡解表，炙麻黄宣肺平喘，乌梅、五味子敛肺，炒苏子、葶苈子止咳，桂枝、麦冬、五味子固心脏，川贝母润肺祛痰，炒车前子利尿，党参、黄芪扶正气，连翘、金银花、土茯苓抗病毒。全方共用构成了"清热解表，益气养阴，宣肺平喘，利尿解毒"的功效，也是西医强心、利尿、抗感染、平喘等抢救原则的"中医再版"。邓宝顺听后赞不绝口。

八年来，我为刘若英老太太出诊 20 余次，无论白日黑夜，老太太有叫必到。当我看到今年 94 岁的老太太高兴地喊我"张大夫来了"的时候，我异常高兴，我认为，保护人的生命是医生的天职，应该不辞辛苦勇往直前。

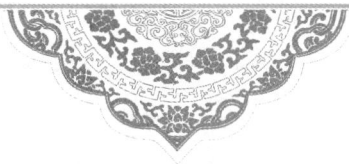

十八

用药如用兵，挽救一个家庭

　　郎秋英是北京盛仁堂医药有限公司门店负责人，也是我的领导。因为北京盛仁堂医药有限公司下设一个门诊部，我在这个医疗机构里行医，因此老板把我和郎秋英安排在一个办公室，相互间来往较多，感情很好。她像对待家里的老人一样对待我，我也很尊敬她。

　　2014年6月20日，我去上班，遇到郎秋英后对她说："你昨天干什么去了，怎么没见你的面儿？"

　　她说："我昨天请假了，我表弟两口子打架，提出了离婚，我去劝架，一去就是一天。这已经是第二次离婚了。怎么说都不行，嘴巴磨破了也无济于事。"

　　我说："那是为什么？"

　　她说："我表弟为了要一个小孩，可是两个媳妇都不会生养，所以，他提出离婚。"

我说："你表弟生育功能有问题，不能怨人家女的，这样吧，你把他叫过来，我让他生个儿子，这样就没什么架打了。"

她说："真的能生个小子吗？"

我说："真的。"

2014 年 6 月 22 日，郎秋英真的把她的表弟领了过来，她的表弟叫杜士杰，今年 34 岁，从表面看，身体和正常人没有什么两样，不高不低的个头，微胖的身材，上身穿着一件纯白色的短袖衬衫，下身穿一件蓝色的中山裤，小伙子坐在我的跟前。我说："你今年三十四岁了，想要个小孩很正常，但是不能怀孕不是你媳妇的问题，而是你的问题，听我的话，不要再提离婚，在我这里拿上 20 剂药，连吃 20 天，服药期间，夫妻生活和往常一样，没有什么禁忌。"

说完，我给他切了脉，他的舌质淡，苔白，脉沉细，这说明他虽然像正常人，但是精气不足。正像《辨证录·求嗣》所说："凡男子不能生子有六病，六病为何？一精寒、二气衰、三痰多、四相火盛、五精稀少、六气郁。"我按照他脉搏的表现将其定为精衰、精稀少的证型，给他开了一张处方。

处方：黄芪 30g、细辛 3g、淫羊藿 30g、桂枝 10g、菟丝子 15g、女贞子 15g、川续断 15g、芡实 30g、肉桂 10g、干姜 10g、锁阳 30g、韭菜籽 15g、当归 15g、川芎 10g、枳壳 15g、白豆蔻 10g。10 剂，水煎服。

方解：黄芪补气利尿，运行全身；细辛上行入肺，发散风寒，温肺化饮，下行入肾，散肾经之风寒，可治素体阳虚，寒热不定，脉反沉者；淫羊藿补命门之火，兴阳事，益精气；桂枝通血脉，温经散寒；菟丝子既能补阳，又能补阴，可固精缩尿，促使精子存活率提高，在"五子衍宗丸"里起着补肾精的主要作用；女贞子有贞守之操，益肾；川续断通利血脉，补肝肾，止疼痛；芡实可治肾气不足引起的遗尿、早泄、夜尿增多、小便频数；肉桂为辛热之品，大补命门之火，既能温补脾肾阳气，又能散寒止痛，起着引火归原的作用；干姜能通心助阳，又能温里散寒；锁阳益精血补肾阳，对于精关不固、滑精早泄有着很强的控制作用；韭菜籽可固精缩尿，对遗精阳痿有着不可比拟的作用；当归、川芎为"佛手散"，出自《普济本事方》一书，它们性温能活血，甘能补血，有着很强的活血止痛作用；枳壳行气消胀，宽胸快膈；白豆蔻辛温香燥，温中化湿，健胃止呕。全方共用可"温阳补气，滋阴降火，益精散寒，通利血脉"。

用药之后，杜士杰精神转佳，已有使不完的劲儿，性功能也开始增强。在原方基础上去白豆蔻、细辛，加治精衰之药。

处方：黄芪30g、淫羊藿30g、桂枝10g、菟丝子15g、女贞子15g、川续断15g、芡实30g、肉桂10g、干姜10g、锁阳30g、韭菜籽15g、当归15g、川芎15g、巴戟天30g、肉苁蓉30g、莲子须30g、枳壳30g。10剂，水煎服。

服药期间，杜士杰的精子存活率从20%猛增到100%，其妻子已经怀孕，从开始吃药到达到目的，只用了 20 天时间，可见中医在治疗某些疑难病方面确有独到之处。

2015 年 5 月份，杜士杰的妻子顺利生产一男婴，家里非常高兴。杜士杰的妈妈让郎秋英携带 2 瓶茅台酒来看我，我接过酒说："这茅台酒该谁喝呢？该我喝。"

目前，孩子已经 4 岁了，上了幼儿园，成为新一代的革命接班人。

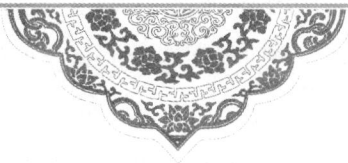

十九

肺动脉栓塞不可怕，中医显神通

石玉芹是我的老乡，今年60岁，23岁时嫁给我村支部书记的儿子支国良为妻。婚后连生了3个女儿，受封建迷信的影响，她坚定信心，不得儿子誓不罢休，计划生育的文件在她这里跟没有一样，成了白纸一张，她公公被撤职、乡村两级政府的罚款也没有改变石玉芹生儿子的信念。老天不负有心人，第四胎终于生了一个儿子，全家都非常高兴。她的丈夫支国良因此而外出打工，挣钱抚养儿女成人。他不怕辛苦，常年在北京给一些用户吊顶棚，粘瓷砖，除了大秋麦秋回家收割庄稼之外，常年在外务工。石玉芹也经常到京城来，希望自己的丈夫在百忙之中与她鹊桥相会。

2009年春天，石玉芹再次从河北高碑店来到北京，见了丈夫后，说她有时头痛，呼吸困难，活动后症状加重，不时有些咳嗽，心慌，胸痛，她爱人支国良说："我送你到宣武医院去，检查一下，有什么病再说。"随后他们打车来到了宣武医院，挂号之后医生对石玉芹进行了各项检查。医生报告：肺动脉栓塞，下肢静脉栓塞，必须立即住院，并告诉她的爱人支国良："这种病很重，随时都有死亡的可能，必须加倍小心。"

住院后，医生对石玉芹的呼吸、心率、血压、静脉压、心电图及血气变化进行了严密的监测，要求她绝对卧床，保持大便通畅，适当使用了止咳、止头痛、镇静等药物，并且给予了溶栓和抗凝治疗。十四天后，石玉芹的临床症状有所好转，出院回家。

石玉芹回家后按照医生的嘱托，每天按时吃药，但是呼吸困难及气促仍然不断出现，烦躁不安依然伴随着她。日子久了，石玉芹也没有把自己的症状当回事，还是经常去北京看望丈夫支国良，每次去北京都要在丈夫的陪同下去宣武医院检查治疗，而每次检查后宣武医院都是将其留下进行观察，两年来一共留观了五六次，每次都是带药出院。

2011 年 4 月 3 日，石玉芹在听闻我村的淋巴癌患者治愈之后来到了我所在的门诊部，我对她的症状进行了详细的询问。她的主要症状是头痛、鼻塞，有时呼吸困难，也有时气促，胸痛，双下肢轻度水肿，根据 CT 及化验结果的提示，将其判定为肺动脉栓塞、下肢静脉栓塞。她的舌质淡，苔薄白，脉细数，我给她拟定了"益气活血、祛瘀利尿、通鼻窍的治法"，并嘱咐其做成水丸回家服用。

处方：黄芪40g、当归15g、地龙10g、党参30g、明天麻15g、整三七10g、全蝎10g、土鳖虫10g、丹参30g、炙水蛭10g、鸡血藤30g、红花10g、乳香10g、没药10g、怀牛膝15g、川贝母10g、葶苈子20g、苏木15g、鱼腥草30g、芦根30g、防风10g、川木通10g、炒车前子15g、辛夷10g、连翘30g、土茯苓30g、荆芥10g、桃仁15g。7剂，水丸，每次服用20g，一日两次。

方解：黄芪、党参补气升阳，行气利水，滋生气血，气行则血行，补气之功可达全身；全蝎、地龙、天麻息风止痉，通络止痛，地龙还舒肺平喘；三七专走血分，善化瘀血，止出血，消肿块，止疼痛；苏木行血祛瘀，专治心胸疼痛；丹参既能祛瘀生新，又能凉血除烦，安神定志；乳香、没药一个行气活血，一个活血行气，合用可宣通经络，活血祛瘀，消肿止痛；土鳖虫破血逐瘀，通络理伤，消癥散结；炙水蛭破血逐瘀，祛恶血积聚；桃仁、红花相互促进，活血通络，祛瘀生新；鸡血藤补血活血，舒筋活络；川牛膝舒筋通络，利尿通淋，活血化瘀，引药下行；川贝母清热凉心，润肺化痰，止咳平喘；葶苈子肃降肺气，通调水道，泻壅去喘；鱼腥草利尿通淋，清热解毒，消痈排脓；芦根上可祛痰排脓，中可清胃热，下可利小便，导热外出；荆芥、防风发散风寒，祛风胜湿；川木通、炒车前子利水，也能清肝之湿热；辛夷上行脑颠，散风除湿，宣通鼻窍；连翘破血结，散气聚，宣导十二经脉气滞血凝；土茯苓除湿，解毒，通利关节；当归补血活血，养血润燥。以上药合用补气健脾，破血祛瘀，止咳平喘，通窍止痛。

服上药三个月后，石玉芹的头痛、咳嗽、呼吸困难、胸痛、心慌等症状消失，唯鼻窍仍有不通，又用上法治疗四次，约一年的时间，石玉芹的疾病痊愈，全部症状消失。

现在已有近十年的时间，她的病再未反复，当然也没去医院检查，石玉芹已把家里承租的地全部承揽下来，家里、外头的事都靠自己打理，因为其爱人已开胸搭桥，做了手术。从石玉芹的治疗过程，我们感到，肺动脉栓塞、下肢静脉栓塞不是不可逆的，是可以治愈的。

二十

敛阴降酶，健脾化湿

　　朱小静是通州区社队企业局副局长朱起亮和农委副主任王欣春的千金，她长得怡静，聪颖，人又贤惠，给人一种亭亭玉立的感觉。她好学上进，吃苦耐劳，以优异的成绩考入北京青年政治学院读书，毕业之后分配到通州区政法委工作。

　　2007 年，她与在城管工作的李文彬相识，并很快结为伉俪，婚后的生活很令人满意。2008 年，朱小静怀孕，她去通州区妇幼医院做产检，三个月的时候化验肝功，丙氨酸氨基转移酶（简称转氨酶）是 98U/L，医生认为有点高，但没有关系，怀孕的人容易发生肝功能紊乱，一般在家休息几个月即可好转。况且有时转氨酶会无原因增高，但过段时间也会恢复正常，所以也未引起朱小静和家人的注意。怀孕五个月时朱小静又去医院检查，化验单上转氨酶是 498U/L，这个时候妇幼医院的医生坐不住了，嘱咐朱小静两点：第一，终止妊娠；第二，住传染病医院。其父亲朱起亮听后急得像热锅上的蚂蚁，不知如何是好。

经过全家人的集思广益，决定还是先找老中医想想办法，在无奈的情况下，朱起亮找到了我，他说："你给我想想办法吧，别让孩子去流产，也别去传染病医院。"

我说："你把朱小静领来吧，我用中药给她试试，她虽然没有发现目黄、身黄等典型症状，但也是肝炎的早期。"

遵我的嘱咐，他把朱小静领到了我的跟前，询问之后我给她摸了脉，她的脉象左为滑数脉，这表明：第一，她的肝有湿热，第二，是个男孩。我给她开了一个药方。

处方：柴胡 15g、茵陈 30g、金钱草 30g、香附 15g、猪苓 15g、泽泻 10g、白芍 15g、郁金 15g、川芎 10g、炒白术 15g、五味子 10g、连翘 30g、车前子 15g、金银花 30g、黄芩 15g、丹参 30g。三剂，水煎服。

方中柴胡疏肝解郁，和解退热，升举阳气；茵陈苦泄下降，清利湿热，金钱草伍用退黄疸，为退黄之要药；香附芳香走窜，理气解郁，顺气化痰；猪苓利水渗湿；白芍养血敛阴，平抑肝阳，柔肝止痛；泽泻利小便，清湿热；郁金既能入气分，又能走血分，可行气消肿，清瘀止痛；川芎辛温走窜，走而不守，能上行颠顶，下达血海，外彻皮毛，旁通四肢，故能行气活血，祛风止痛；五味子酸能收敛，苦能清热，咸能滋肾，还能益气生津，治心阴不足；连翘轻清上浮，善走上焦，以泻心火，破血结，散气聚，消痈肿；金银花既能清气分之热，又能解血分之毒；车前子利水通淋，清肝明目；黄芩苦寒，能清热燥湿，泻火解毒，还能止血，安胎；丹参活血祛瘀，凉血消痈，镇静安神。炒白术补脾燥湿，滋生气血，和中安胎。

上药合用构成了"疏肝解郁，利水渗湿，敛阴降酶，止血安胎"的治疗原则。

服药三剂后，朱小静去抽血化验，她的转氨酶降到40U/L以下，其他也全都正常，朱小静异常高兴，从此之后又可以努力地在公安战线工作，又可以放心地孕育胎儿。

2009年，朱小静产下一男婴，取名李长青，现已10岁，在通州区某小学念书，学习成绩优秀，全家非常高兴，主要任务都放在培育李长青成长的道路上来。

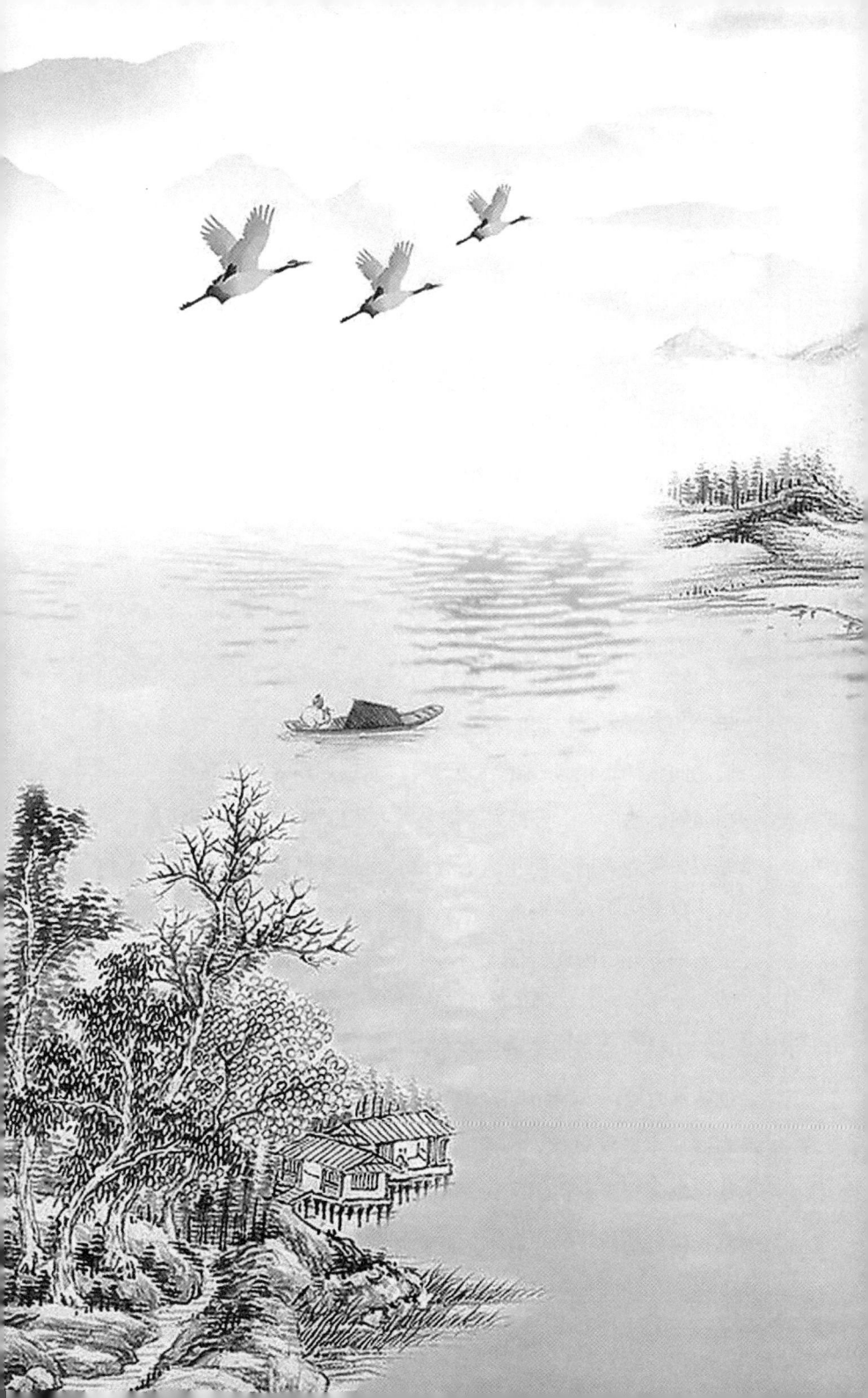

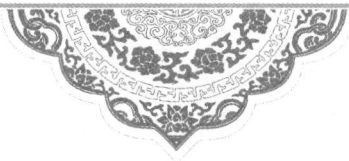

二十一

灵活掌握病情，巧妙施治

时艳英是我的同乡，也是我的朋友，他今年63岁，和我年龄相差8岁，说起农村的辈分，他比我小一辈儿。但是我们之间无话不说，他在河北，我在北京，经常电话联系，互相问候。他事业干得很大，但是做人很低调，为人也很厚道，孝敬父母老人成为同年人的典范。在生意场上以诚信为其宗旨，热情地为客户服务，产品远销临近的几个国家，深受外国人的好评，因此，他在我心中威望很高，他说的话我喜欢听，他办事的思路和办法我很赞成。

2014年临近春节的一天，我接到时艳英打来的电话，说他妹妹时艳花17岁的儿子林立波发烧、肚子痛已经二天，去高碑店市医院就诊，检查结论是发烧，右上腹痛原因待定，建议剖腹探查，他们又去保定第二康复医院和十八局医院检查，结论和高碑店市医院一样，同样建议剖腹探查。林立波有些害怕，在举棋不定的情况下，时艳英想到了我，他在电话里问我怎么办？是做还是不做。

我说："第一，你让医院对症处理，严密观察。第二，暂不做手术。第三，开车来接我。"

时艳英说："可以。"

下午，我坐车赶往河北省高碑店市，见到了有病的林立波，他的主要症状是发烧，体温在 37.5～39℃，间断性右上腹痛，其他症状不明显。他已经输液 5 天，发热，腹痛未见明显好转，疼痛的位置不在右下腹，而是靠上，触诊肝脏不大，胆囊位置也无压痛，屈腿试验（＋），腰大肌试验（＋），面色稍微有点黄，精神不振，脉滑数。根据他的情况，我考虑是阑尾炎，而且是异位性阑尾炎，属于中医肠痈范畴，需要中医治疗。

于是我跟时艳英说："先吃 2 剂药，如没有好转再剖腹探查，你看如何？"

时艳英说："可以，就照你说的方法办。"

经家属同意后，我给林立波开了一个药方。

处方：柴胡 15g、黄芩 30g、大黄 10g、芒硝 10g（冲服）、牡丹皮 10g、冬瓜仁 30g、生薏米 30g、败酱草 30g、红藤 30g、青皮 10g、当归 10g、桃仁 10g、金银花 30g、连翘 30g。二剂，水煎服。

方解：方中柴胡疏肝开郁，和解退热；黄芩善清上焦肺火，肺与大肠相表里，清肺热等于清大肠之热；大黄苦寒，荡涤肠胃实热，清热去燥结，为攻下之要药，能清热解毒，凉血止血，还能活血化瘀；芒硝润燥通便，可治三焦实热积滞以及腹中癥块，对于内热炽盛引起的痞、满、燥有一定的疗效；牡丹皮可凉血、活血、退热，使血凉而不瘀，血活而不妄行，还能透阴分伏火；冬瓜仁清肺化痰，利湿排脓，利水消胀；生薏米上行清肺热，以使水之上源清净，下行理脾湿，利水消肿；败酱草清热解毒，消痈排脓，破血行瘀；红藤归大肠经、肝经，可活血祛风，解毒；青皮破气散结；当归养血润燥，滑肠通便；桃仁入血分，破血通瘀，止咳平喘；金银花既能清气分之热，又能解血分之毒；连翘泻心火，破血结，散气聚，消痈肿。

全方共用构成"泻热破瘀，消肿散结"的功效，正如《成方便读》所说："肠中结聚不散，为肿毒，非用下法，不能解散。"

服药二剂后，林立波热退，疼痛消失，即出院。

林立波回到学校参加了高考，他立志一定要报考医学院医疗专业，因为他知道有病的痛苦，也知道看病求医的艰辛，只有学习和掌握了医学知识，才能救患者于水深火热之中。经过不断努力，他没有考上中医学院，而是被河北一所院校所录取，学的是土建专业，现在林立波已大学毕业，分配到高碑店一建筑单位上班。

二十二

病入膏肓，中药显神奇

2016 年 5 月的一天，我接到徒弟郝山河的电话："师父，看个病有时间吗？"

我说："有，在什么地方？"

他说："在通州花木厂，如果你方便，我开车去接你。"

大概上午 11 点左右，郝山河的车来到了停车场，打开车门之后，我发现他爱人籍洪艳、妻姐、儿子郝国强全在车上，互相招呼之后车子往张家湾镇花木厂开去。西门离花木厂不远，一共有四五里地，停车后我进了屋，患者的房子里人很多，我问这是怎么回事？家属说："患者刚从 263 医院抬回来，医院不给治了。"我这才明白，原来这么多人是来和患者见最后一面的。

我给患者做了检查，摸了脉。患者叫田振秀，女，66 岁。症状：全身不能动，不会说话，但语言能听懂，我让她把舌头伸出来，她照做了，她的舌头光红无苔，舌边有齿痕，脉搏洪大，按之有虚象。据家属讲，她平时有高血压、头晕、头脑不清等症。我给开了一个药方。

处方：生石膏 30g、石斛 10g、玉竹 10g、麦冬 15g、五味子 10g、党参 30g、知母 10g、牡丹皮 10g、熟地 30g、牛膝 15g、炒栀子 10g、人工牛黄 0.5g、人造麝香 0.1g、鸡血藤 30g、朱砂 1g、连翘 30g、生龙骨 30g、生牡蛎 30g、炙甘草 10g。二剂，水煎服。

方解：生石膏味辛，性大寒，质重气浮，解肌肤热，清肺胃热；石斛滋胃阴，生津液，清虚热，又可涩元气，强腰膝，坚筋骨；玉竹止渴，养阴润燥，治肺胃阴伤；麦冬清心除烦，养心润肺；五味子益气生津，补肾养心，敛肺归肾，用于气虚伤津，又能治心阴不足所出现的心悸怔忡，失眠健忘；党参养阴和胃，润肺化痰；知母质润，沉中有浮，降中有升，能清肺热，泻相火治阴虚火旺，骨蒸潮热；牡丹皮适用于阴分伏热，又能散热壅血瘀，清肝降压；熟地补血生津，滋阴补肾，聪耳明目，益精填髓；牛膝活血通瘀，舒筋通络，利尿通淋；炒栀子能泻三焦之火，既能入血分，又能清气分之热，可谓气血两清也；人工牛黄清热解毒，定惊化痰，用于热扰心神，神昏不语；人工麝香开窍醒神，治神昏谵语，痹痛麻木；鸡血藤补血活血，舒筋活络；朱砂清心镇惊，安神解毒；连翘泻心火，破血结，散气聚，利小便，通行十二经脉；生龙骨、生牡蛎二药参合，龙骨益阴之中能潜上越之浮阳，牡蛎益阴之中能摄下陷之沉阴，可治心悸怔忡，烦躁不安，魂不守舍，正如张锡纯所说："人身阳之精为魂，阴之精为魄，龙骨能安魂，牡蛎能强魄，魂魄安强，精神自足，虚弱自愈也，是以龙骨牡蛎，固为补魂魄精神之妙药也。"炙甘草，补中益气，缓急止痛，缓和药性。

全方共用，构成了"滋阴清热，养血安神，镇惊开窍，活血通经"的治疗原则。

家属在药店购药时嫌两剂有点少，买了五剂，服后田振秀变化比较大，一是她可以行走了，二是能说话了。又经几剂药调理，患者行动自如，语言流畅，生活完全可以自理。至今已有四年了，症状无反复，身体无恙。

二十三

心底无私天地宽

潘东是我姑娘的高中同学，他们在北京潞河中学毕业后，一起考入首都师范大学外国语学院，他学德语，我姑娘分配到日语系，毕业后潘东到了旅游局工作，从事法语翻译，而我姑娘应聘到北京外企上班，他们之间关系很好，同学氛围很浓厚。

2007年的一天，潘东问我姑娘："肾病你爸爸能治吗？"我姑娘说："我不知道，你自己去问吧？"就这样，潘东和其爱人来到了我的诊室。

我问潘东有什么症状？他说："我去北大人民医院检查，他们说我患了 IgA 肾病（原发性肾小球疾病），主要症状是高血压、怕冷、浮肿、尿少涩痛，有时尿中带血，人民医院给我做了肾穿，明确了这一诊断。我想问问这种病能否治疗？"

我说："可以治，只是时间有些长，如果你愿意治，可以到我这儿来。"

他说："我回武汉和老丈人商量一下，回来再找您。"

我说："有事你和父母商量，怎么去找你老丈人呢？"

他说："我的父母年事已高，而且他们只有我一个孩子，我得病的事他们还不知道，假如让他们知道了，说不定谁会倒下去，那我们家就热闹了，所以我只有和我老丈人商量，待他老人家同意后我方能实施中医治疗。"

2007年12月，潘东征得其岳父同意后，到我店里来治疗，他采取中西医结合的办法，一方面遵循人民医院的意见，按时每日服用18片强的松片外，还服用降压药和降低蛋白的药物。另一方面服用中药，我考虑该病主要病因是内因，也就是脾肾双虚，风寒湿热等邪气是其发病的诱因，脏腑、气血、三焦气功能失调，是其发病的病理基础，因此我采用了"标本双顾，补泄并举，益气化瘀，通腑清浊"的治疗法则。即所谓的"益火之源，以消阴翳"，重振脾肾阳气。

处方：黄芪30g、仙灵脾30g、附片10g、石韦15g、川芎15g、红花10g、当归10g、连翘30g、川续断15g、金银花30g、桑寄生30g、怀牛膝15g、地龙10g、金樱子10g、芡实30g、炙水蛭10g、土鳖虫10g、白茅根30g、益智仁10g、白花蛇舌草30g、生牡蛎30g、珍珠母30g、生大黄20g、焦三仙各10g、益母草50g。七剂，水煎服。

方中黄芪行气利水，培本，促进血液循环；仙灵脾善补肾阳，亦有祛风湿的作用；附片补阳益火，温中焦，暖下元；

石韦利水通淋，能消除肾小球病变；川芎为活血之要药；红花破血活血生新，且有降压之功效；当归补血活血；连翘与金银花一起泻心火，破血结，散气聚，消肿毒，利小便，且有宣导十二经脉气滞血瘀之功效；川续断利水消肿；桑寄生补肝肾而降血压；怀牛膝活血通瘀，利尿通淋，直奔下焦；芡实固肾益精，祛湿健脾；生牡蛎软坚散结，重镇安神，平肝潜阳；益智仁温补肾阳，缩小便，收敛固精，以温涩为要；白茅根利水不伤阴，善清血分之热，为甘寒养阴之品；地龙既能舒肺平喘，息风止痉，又能通络止痛，清热降压；金樱子固精缩尿，涩肠止泻；炙水蛭破血，逐瘀；土鳖虫续筋骨，破瘀血，治癥瘕痞块；大黄气味俱厚，荡涤通下，泻火凉血，攻积导滞，逐瘀通经；焦三仙健脾消导，避长期服药之弊；益母草善走血分，活血化瘀，利水消肿，剂量大时可消除尿中之蛋白，全方共用"温阳解毒，补肾培本，破血逐瘀"。

上药服用 28 剂后，潘东的临床表现发生了很大的变化，BP（血压）由原来的 170/100mmHg 降至 130/80mmHg，浮肿消失，尿量增多，尿中带血已转为阴性，怕冷的情况明显好转。北大医院化验的结果显示，甘油三酯由原来的 7.98mmol/L 变为 2.79mmol/L；肌酐清除率由原来的 241mL/min 降至 147.19mL/min，24 小时蛋白尿由原来的 0.24g/d 变为 0.09g/d，病情已好转，继续目前的治疗。

潘东是独生子女，看病也非常细心，从不越雷池一步。他采取两头看的办法，也就是中西医结合的治疗法。他从来不跟北大医院肾病科的大夫说吃中药，坚持每半个月到医院化验一次，并接受肾病科大夫的各项医嘱。他每月减一片激素，中药一直吃，直至一年多减完西药，又服用中药颗粒一个月。2009 年 9 月，潘东的 IgA 肾病彻底痊愈。

2016 年潘东有了一个女儿，今年已经 3 岁了，由丈母娘看管。一对年轻人，四个老人，一个孩子，全家高高兴兴，有说有笑，其乐融融。

二十四

百草霜治百病

　　我在通州区梨园镇杨家洼大队行医的时候，有一个叫段秀兰的女大夫和我一起工作。她有一个十分要好的朋友叫韩逢春。韩逢春承包了大队的干洗店，这个店活并不多，一天来店里的人很少，只是为大队的领导干部洗洗衣服。段秀兰就将韩逢春这个人介绍给我，让她在洗衣店不忙的时候帮忙给患者熬熬药，每天来看病的人很多，要求代煎的人也不少，她的煎药工作十分繁忙。

　　有一天，段秀兰大夫说："你给韩逢春治治病吧。"我这才抬头看向韩逢春，她40多岁，中等个头儿，手伸不直，似鸡爪子形，走路十个脚趾抠着地，我问她是怎么回事？

　　她说："若干年前，村里流行一个偏方专治胃病，主要是痢特灵、维生素 B_6 等，每天服用。我自己有胃病，自然而然地参加到偏方治胃病的运动中来，这个偏方花钱不多，我用上后一年未停，后来我的手脚就出现麻木，不听使唤，我到北京协和医院去看，大夫说我服用痢特灵太多，得了末梢神经炎，所以才手套式麻木，这个病没有好的方法去治疗，只有慢慢地来。所以我就放弃治疗，坚持至今。"

我听后说："你抓点中药试试，也可能中药对其有效。"

她说："我家里共四口人，两个孩子还在念书，老人还得管，只有我爱人一个人工作，我哪儿有钱治病啊？发展到什么程度就算什么程度，再说吧。"

我听后无语了。

说起煎药，我们和其他医疗单位用煎药机煎药不同，我们是用炉子煎药，一共三个炉子，生上火之后把砂锅坐在炉子上，把泡好的药一锅一锅地煎，煎好后灌入瓶子里，封上盖。这是中国人吃中药的老传统，每剂药两瓶，每瓶约250mL，一天喝两次。量有点大，颜色有点重，这可能是古人"吃中药灌满肠"的遗训吧。尽管如此，韩逢春每次都灌不完，剩下的药都要倒掉。

记得有一次，韩逢春问我："剩下的药倒掉怪可惜的，我能喝吗？"

我随便说了一句"可以"。

这句话不要紧，韩逢春把每次灌装完剩下的药都喝了下去，一个多月后，奇迹出现了，韩逢春的手不再麻木了，手脚也能伸直了，浑身也有劲了，精神也比以前好多了。韩逢春跟我说："我的末梢神经炎治好了。"我令其脱了袜子，对其进行了检查，她的手指、脚趾果然正常了，我心里也非常高兴。

过了很长时间，有人问我："韩逢春的末梢神经炎是拿什么药治好的？"

我回答说："我也不知道怎么治好的，她什么药都吃，这大概是百草霜治百病的结果吧。"

二十五

中药治疗子宫功能性出血

　　李秀娟是我徒弟郝山河的同班同学，高中毕业后和爱人一起在北京打拼，育有两个儿女，2012 年其夫因病去世，思想上的愁绪，工作的压力，家庭的负担全都压在李秀娟一个人身上。她经常到郝山河这里来，诉说独自生活的苦处，排解社会及工作所带来的各种压力。

　　有一次，郝山河邀请好多同学在一起吃饭的时候，李秀娟谈及最近的生理变化，她说 2012 年 1~4 月未来月经，去医院注射黄体酮，5 月开始来月经，但经来不止，出血量大，带有血块儿。她到北京丰台医院妇产科去看，B 超提示子宫肥大，子宫内膜增厚，由于大量出血导致贫血很厉害。她又到复兴门医院、北京中医医院检查，虽然北京中医医院给做了一次清宫手术，但是于事无补，仍然出血不止，这几家的共同结论是只有切除子宫，才能防止后患。她现在每天带着尿不湿，一天更换好几次。

郝山河说："让张大夫给你看看，他是个老中医，在我们这儿很有名，看好的病不计其数。"

李秀娟说："我也想找个中医治治，对于西医说的子宫全切我有点害怕，我今年44岁，年龄还不算大，术后是个什么样子还不知道。"

2012年9月4日，我的徒弟郝山河把李秀娟带到我的跟前，我详细询问了她的病情。

她的主要症状：出血量多，色深红，有瘀血块儿。面赤口干，烦躁少寐，出血期间有小腹痛，舌质红，苔黄而少，脉滑数。根据她的情况，我考虑为中医的"崩漏"，给她开了一个药方。

处方：黄芪30g、香附15g、牡丹皮10g、刘寄奴10g、茜草10g、炒蒲黄10g（包煎）、五灵脂12g（与蒲黄一起包煎）、丹参30g、益母草60g、当归10g、川芎10g、三七粉3g、阿胶珠10g、炒枣仁30g、仙鹤草30g。14剂，水煎服。

方解：方中黄芪补气升阳，配合当归可补血升血；当归、川芎养血调经，互制其短而展其长；丹参、阿胶珠补血润燥而治血虚面色萎黄；蒲黄、五灵脂系失笑散，可行气止痛，活血散瘀，专治子宫收缩不全、少腹疼痛等；三七粉、茜草止血消肿块儿，为血家要药；刘寄奴清热利湿治血淋；仙鹤草收敛止崩漏；炒枣仁补肝血，宁心安神，治虚烦不眠、烦渴、多汗等症。牡丹皮能泻血中伏火，凉血而不瘀，血活而不妄行；香附芳香走窜，理气解郁，顺气逐痰，行气止痛。全方共用，补气养血，祛瘀止崩，安神定志。

2012 年 9 月 19 日，李秀娟又来到我的诊室，她说出血已止，血块已无，浑身较以前有劲了，小腹疼痛消失，守前方继续服用 14 剂。

2012 年 10 月 6 日，服药后病情明显好转，改为归脾汤加减调整月经周期。

处方：黄芪 30g、生地 30g、茯苓 30g、龙眼肉 10g、当归 15g、阿胶 10g（烊化）、生地榆 30g、制何首乌 15g、夜交藤 30g、远志 10g、栀子 10g、炒蒲黄 6g、五灵脂 6g、益母草 60g、炙甘草 10g。七剂，水煎服。

上药是在血崩止住后，恢复机体功能，也就是以固本为主，调正月经周期，在这方面，只有让肾气充盛，才能冲任协调，这是调正月经周期的关键。

服上药 15 剂后，李秀娟月经来潮时间、颜色、经量，都在正常的范围之内。此后又对其观察数月，月经始终正常。

2013 年 2 月 4 日，李秀娟跟她的同学们宣布，她的病经中医几个月的治疗彻底痊愈。

二十六

尿毒症合并糖尿病三十年

张玉芹是我的远房亲戚，因为比我小，故称呼我为表兄。她一直在家务农，培养三个孩子念书，一心想孩子们读完大学有个出头之日，她的爱人徐书道在北京打工，受十一届三中全会的影响，搞起了房地产，家里的生活还算殷实，经济还是比较富足。

1991 年，我在北京市小庄医院当医务科长时，张玉芹和徐书道夫妻俩来医院找我。

徐书道说："你表妹现在有病了，主要是高血压、脚肿、多饮、多尿、消瘦、浑身没劲儿，您给她看看吧！"

我说："你先让她在内科住院治疗，明确了诊断以后再说。"

他们听从了我的意见，住院进行检查。

住院后，医生对张玉芹做了 CT、血液化验及各项检查，其中尿素氮17.85mmol/L，尿酸585.3μmol/L，肌酐297.9μmol/L，B2微型球蛋白8.58mg/L，葡萄糖12.10mmol/L，糖化血红蛋白3.07mmol/L。尿蛋白（+++），白细胞（+），脓细胞1~3个/HPF。B超检查：左肾背膜欠光滑，集合系统结构紊乱。

根据张玉芹的临床表现以及生化的各项指标，她被西医内科诊断为"2型糖尿病""肾功能衰竭"。入院治疗一个多月不见好转，我去看她时，一位医生跟我说："张玉芹的病很重，这就是医学上所说的'双料货'，治疗也很困难，再治疗下去也不会有什么进展。"无奈之下，张玉芹出院了。

张玉芹出院后，两口子来到我的办公室，寒暄之后，徐书道说："表兄，你给她治治吧，治死我也不怨你，她今年40多岁了，得了这种病也没办法，我们在河北已经去了几家医院，都说治疗无良法，我们就靠你了。"

我听后犹豫了一会儿说："让她吃点中药试试吧，这种病属于中医的"关格""癃闭""虚损""消渴"等范畴，是比较难治的，你要做好长期服药的准备。"

他说："可以。"

我开始了对张玉芹的治疗，她的主要症状：浮肿（尤以下肢为主），疲乏无力，头晕，心慌，进食少，有时恶心，腰痛，消瘦，尿少，血压160/90mmHg~180/100mmHg，舌质淡，苔白，脉细数。我给她拟定了一个处方。

处方：黄芪60g，仙灵脾30g，石韦15g，红花10g，牛膝10g，当归15g，杜仲15g，土鳖虫10g，鱼腥草30g，肉桂

10g，山甲珠（现用猪蹄甲代）10g，龟甲15g，白茅根30g，桑寄生30g，水蛭6g，地龙10g，生大黄10g，生牡蛎30g，珍珠母30g，焦山楂10g，益母草60g，山药30g，生地30g，山茱萸10g，牡丹皮10g。10剂，水煎服。

方解：方中黄芪补气利水，温三焦，壮脾阳，尤其是针对血糖高引起的一些症状效果较好，有一定的降血糖作用；仙灵脾温补肾阳；石韦利水通淋；红花活血祛瘀；怀牛膝补肝肾，强筋骨，引药下行；当归补血活血；杜仲补肝肾，强筋骨，治肾虚腰痛，还可降血压；土鳖虫破瘀血，消肿块；鱼腥草清热解毒，利尿通淋；益母草活血调经，利尿消肿，大量应用还可消除尿中之蛋白；龟甲养血补心，通心入肾以滋阴；白茅根利水通淋降压；桑寄生补肝肾，降血压；水蛭破血逐瘀，降压消肿，还有祛血脂的作用；地龙通络定惊；生大黄荡涤实热，消除燥结，还能清热解毒，活血化瘀。据现代研究有降低尿素氮和肌酐的作用；生牡蛎、珍珠母，软坚散结，潜阳补阴，降压治头晕；焦山楂消食导滞，行血祛血脂；山药补脾养胃降血糖治消渴；生地、山茱萸滋肾填精；牡丹皮泻血中伏火。全方共用，益气温阳，脾肾双补，利水解毒，活血祛瘀。

上述中药，患者服10剂后，自觉症状均有好转。浮肿、恶心、疲乏无力、头晕较前轻，血压降至130/90mmHg～140/100mmHg，再加党参30g，麦冬15g，五味子10g，川续断15g。20剂，水煎服。

继服 20 剂后，病情明显好转，她也没去化验检查，在长期的生活当中，她将中药变成水丸，有时吃，有时不吃。症状重了，就几天吃一次，症状不重就不吃，完全是三天打鱼两天晒网的策略。她的爱人徐书道因积劳成疾，患暴发性肝炎死亡，但是张玉芹还活在这个社会当中。

2008 年 3 月 9 日，张玉芹又以"肾功能衰竭、糖尿病"住进河北省保定市某医院。住院十几天后出院，并且来北京找我，我采用了同样的治疗方法给她配了水丸，让她回去服用。奇怪的是，她今年已经 70 岁了，还生存在这个世界上。

2018 年，我去河北高碑店办事，路过她的村子，我走进她的家，她依然是那么瘦，依然是那么爱说，我问起她这些年的病情，她说："你开的药管用，我吃了快 30 年了，已经离不开了，现在，几个孩子都大了，都成了家，各过自己的日子，我病病歪歪地生活在这个村子里，目睹着农村一日千里的变化，'死神'与我是隔海相望，我知足了。"我听了后，只觉得人体太奇妙，不该死的人总会活着。她从墙柜里取出了这几十年的处方，密密麻麻的一厚沓，上面盖满了私人诊所和中药组的购货章。我仔细一看，这些东西可以进博物馆，已经成了她和徐书道爱情的象征，这也是寻常人家与疾病做斗争的历史。

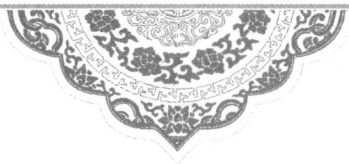

二十七

中药截疟治大病，年过古稀开新花

　　我住在北京市通州区西门中山街的一座地方和军队的联建楼里，而老武是某部队家属院的看门人，彼此隔着一扇铁栅栏墙，我每天都把汽车停在部队院里，所以和老武很熟悉，天天见面，关系也非常好。

　　2011 年 8 月 17 日，老武拉着我的手说："我亲家有病了，在北京某大医院住着，你什么时候有时间，我想请你给他看一下。"

　　我说："今天晚上就可以，我没有安排别的事。"

　　大约晚上 8 点多钟，我开车来到了某大医院，车停好后，老武带着我东走西绕，好不容易来到了医院的感染科。只见他的亲家一个人住在房子里，为了防止交叉感染，医院规定，患者只能一个人住一个房间，不允许乱窜。见到他的亲家后，我让他把情况介绍一下，他亲家说："我叫沈守义，今年 69

岁，是个医生，一直在乡卫生院工作，现在还在返聘。"

我说："请把发病的详细过程叙述一下。"

他说："2009 年我所在的卫生院重建，因为国家的土地不让占，私人房屋又占不起，所以把卫生院建在乡镇外的一块坟地里，卫生院出了点钱，让家属把坟挪走，就在这里建起了两层楼。院长让我在楼房未使用前先去看守，我接受了这个任务，但我很害怕，一是怕绑票的绑我，二是这里是坟地，虽说离乡里不远，但是这里是荒郊野外，埋死人的地方。到了晚上，我把门窗封闭得很严，加之夏天屋里太热，有时可达 50~60℃，我就用凉水冲洗，洗完就是一身汗，一晚上洗六七次，直到医院的大部队搬进后，我才如释重负。院长说我劳苦功高，让我回家休息几天，养养身子。我回家后，感觉身上发热，而且一天比一天厉害，开始两天发热一次，后来每天发烧两次，体温达 40℃，烧时先发冷后发热，哆嗦，头不晕，退热时先出汗，汗出后热解，然后变为低热，体温在 37.5℃左右。

"我先后去过合肥三趟，蚌埠一趟，去过上海复旦大学附属医院找一个曾在我村插队的知青（知青已是教授），住了十几天院也不行，我现在发烧已有两年零八天了，我的三个儿子和一个姑娘把我送到北京某大医院感染科，其意我是知道的，那就是如果北京再治不好，儿女也就尽了孝心了。我来北京后先后做过 CT、核磁、PET，以及各项检查，除 CT 单上写有'脾大''酒精肝'以外，其余均未见异常，请胸科医院及市内专家会诊若干次，均找不到实质性体征和明确的诊断，我现在来北京已经40多天了，花费近5万元，至今诊断仍没有结果。"

我听后对沈守义进行了诊断，他的主要症状是发冷发烧两年余，伴有消瘦乏力，面色苍白，头痛，无呕吐，昏迷等，每日发热两次，每次约4个小时左右，先发冷后发热，发热后出汗，四肢发凉，哆嗦，查其舌质淡，苔黄，脉滑数。

辨证：发冷发热两年有余，多为感受疟邪所致，一般发生在夏秋季节，其寒热定时，反复发作，先恶寒后发热，四五个小时后遍体汗出，随后热退身和，因寒热之邪未解，所以苔黄脉滑数。

治则：祛邪截疟。

处方：柴胡15g，常山15g，清半夏10g，麦冬15g，五味子10g，黄芩15g，草果10g，槟榔10g，生薏米15g，神曲10g，白芷10g，青皮10g，党参30g，干姜10g，青蒿20g，生磁石30g。二剂，水煎服。

方解：方中柴胡性微寒，味苦，疏肝解郁，和解少阳，为治疗少阳半表半里所致寒热往来之要药，也治疟疾的往来寒热；常山辛开苦降，清热截疟，与草果一起化湿浊，和表里，退寒热；清半夏燥湿化痰，和胃止咳，调和阴阳；党参、麦冬、五味子，系生脉饮，可以益气养阴，敛汗生津，尤其是暑热伤气、气津两伤更为合适。正如《温热经纬》中转述徐洄溪形容此方时说："此伤暑之后，存其津液之方也。"黄芩泻火解毒，据现代中药药理研究，有解热、利尿、降压等作用；槟榔消食导滞，降气利水，截疟；生薏米健脾除湿，除痹止泻；青皮舒肝和胃，消食化滞，行气止痛；白芷辛温，散风除湿，通窍止痛；青蒿气味芬芳，性寒而不伤胃，既能达于表，透发肌间郁热，清热祛暑，又能入里，升发舒脾，泻热杀虫；神曲健脾和胃；干姜可通心助阳，又能温里散寒；生磁石益肾养肝，潜阳安神。

二诊：服两剂后热退，又加龟甲，3剂，巩固，现在沈守义已回安徽阜阳县六十里镇卫生院上班。

《素问·疟论》说："夏伤于大暑，其汗大出，腠理开发，因遇夏气凄沧之水寒，藏于腠理皮肤之中，秋伤于风，则病成矣。夫寒者，阴气也，风者，阳气也，先伤于寒而后伤于风，故先寒而后热也，病以时作，名曰寒疟。"

此病伤于热后多次用凉水洗，然后又在外面受风，所以先寒后热，卫生院建好后他去看管，远离村庄和集市，加之胆小害怕，所以患了此病，用小柴胡汤和截疟的办法治其寒热往来，用生磁石镇惊安神，用生脉饮强心补虚，所以患者热退身安较快。

二十八

呃逆的辨证治疗

彭石柱是我的朋友，也是我的邻居。相隔一条马路，我们来往比较多，也经常一块儿吃喝。彭石柱的姐姐彭秀忠在通州区西门商业大厦当书记，其姐夫当兵复员后在人防办任副主任，他们退休之后经常到彭石柱家里玩麻将。时间长了，他们和我都熟悉了，因此，我也以"姐姐""姐夫"相称。

有一天，我正在次渠上班，突然接到彭石柱的电话，他说："姐夫病了，去了县医院二门诊、部队等多家医院均无良法。都说容易，可是谁也弄不了，主要症状是打嗝，如果你有时间的话给他看一下。"

我说："可以，晚上到家我们去看看。"

大约晚上 7 点钟的时候，我和彭石柱来到姐夫的家，姐夫家住通州区北苑，离我们住的不太远，也就一里地左右。见了面之后，只见姐夫呃声不断，气不接续，手足不温，面色发青，困倦乏力，连续两天水米未进，也未休息。

我说："你老打嗝，我也没法看，你是否忍一下让我看看你的舌苔。"

他忍了一下，让我看了一下舌头，他的舌苔比较厚腻，我又给他摸了摸脉搏，他的脉滑而虚。然后我给他开了一个处方。

处方：旋覆花10g，代赭石30g，党参30g，法半夏10g，黄连10g，黄芩15g，枳实10g，枳壳30g，生薏米30g，炒苍术30g，砂仁10g，炒白术15g，木香10g，炒车前子15g，干姜10g，甘草10g。二剂，水煎服。

方解：方中旋覆花苦降辛散，软坚消痰，降逆止呕；代赭石能镇胃降气止呕，又能平肝息风，镇肝降压，还能降气止血；党参健脾益胃；法半夏消痞散结，降逆祛痰；黄连清热泻火，解毒止呕；黄芩清热燥湿，善治上焦肺热；枳实破滞气，行痰湿，除痞满，有推墙倒壁之功；枳壳理气消食，下气开胸；干姜辛散温通，燥湿消痰；生薏米祛湿消肿，缓解痉挛；炒苍术健脾和胃，祛风散寒；砂仁化湿开胃；炒白术补脾燥湿，固表止汗；木香健脾消食，行气止痛；炒车前子利水通淋，渗湿止泻，清泻湿热；甘草清热解毒，调和诸药，还可以缓急止痛。全方共用，补脾益胃，祛痰除湿，降逆止呕。

本方主要是以"旋覆代赭汤"为基础，加入了大量的除湿药，不管是清热燥湿，还是宽中燥湿，补脾燥湿，总之是抓住一个湿字，湿祛呃逆止，已经成为治疗呃逆的规律，尤其是老年人，胃气虚弱，痰浊内生，胃气上逆所致的打嗝更为多见，正如《伤寒贯珠集》说："伤寒发汗，或吐或下，邪气则解，而心下痞硬，噫气不除者，胃气弱而未和，痰气动而上逆也。旋覆花咸温，行水下气；代赭石味苦质重，能坠痰降气；半夏、生姜辛温，人参、大枣、甘草甘温，合而用之，所以和胃气而止虚逆也。"

服药二剂后，患者呃逆止，手足变温，舌苔厚腻变薄白。又服二剂呃逆痊愈。全家人非常高兴，大姐彭秀忠非要在附近的饭馆请客，好意难违，我按时赴约。

在请客的时候，姐夫姚清国说："这次有病，我有点害怕，因为我的父亲就是打嗝打死的，我怕跟父亲一样，这次你把病给治好了，我向你表示衷心的感谢。"

作陪的人也说："我们经常在一起玩麻将，有时遇见你到彭石柱这儿来，我们也没拿你当回事儿，没想到你的技术这么高超。"

我说："这种病是个大夫就会治，不算复杂，对我来说，这也是偶然，我看不好的病也很多，人体的秘密很复杂，要研究和学习的东西还很多，需要后人不断去发掘，提高。"

姚清国今年76岁了，他还住在通州，但是"打嗝"的病从来没有犯过，他正以豪迈的心情迎接北京市副中心的经济建设，以平和的心态度过自己的晚年。

中西医结合治疗精神分裂兼黄疸

1993 年，我在通州区各部门的支持下成立了"北京市通县中医药研究所"，主要服务范围：第一，诊疗一些疑难怪病。第二，将一些在地方上诊疗困难的患者送往北京各大医院进一步治疗。第三，对一些难治的疾病进行研究。

由于我是从延安回来的医生，在这方面也有着得天独厚的条件，因为我在延安工作期间，北京先后派过十批医疗队支援延安建设，我都接待过他们。当时这些医疗队员在北京都是各医疗单位的中坚力量，事隔十几年之后，大部分成了知名专家教授，所以，在这些名人的大力支持下，我才成立了中医药研究所。研究所成立后，工作开展得有条不紊，来往的患者也络绎不绝。

有一天，我接到表弟孟庆生的电话，他说："我爱人李文香精神不对了，你是不是给治一治？"

我说："你先把情况介绍一下。"

他说："我在北京各大工地推销塑料件，工作很忙，有一次回河北老家的时候发现媳妇儿说话语无伦次，狂躁不安，我等了两天，她不但没好，反而越发展越厉害，有时会毁物伤人，叫骂不休，不分老幼谁都敢骂，我没办法，睡觉时叫人把她捆在凳子上，所以我才想起给你打电话。"

我说："鉴于这种情况，你还是先到北京安定医院看一下，找找教授，弄清楚了什么病再说。"

他听从了我的话，把他爱人送到安定医院，经医生诊断，确是精神分裂症，医生动员其住院治疗，孟庆生说："马上就要过年了，如果她要住院的话，家里还有三个孩子没人管，我两头跑不过来，能否给开点口服的药回家去治疗。"

安定医院的大夫说："治疗李文香这种病的药副作用很大，主要由肝脏代谢，在治疗期间要不断地查肝功，如果发现肝脏有损害应立即停药，这可能是你们回家做不到的。"

孟庆生在无奈的情况下，又让我出面跟医生说，做了保证，签了字，说明出现一切后果绝不找安定医院的麻烦之后，医生才同意了回家治疗。于是，孟庆生和李文香两口子才把药拿回了老家。

经过一个多月的治疗，李文香的精神分裂症确有好转，哭笑怒骂，毁物伤人都没有了。原有的烦躁不安、两目怒视、头痛、失眠等症状已经消失。但是她巩膜发黄，全身脱皮，不想吃饭，孟庆生立刻从河北高碑店将李文香拉到北京广安门医院，检查的结果是黄疸型肝炎，医院给开了800多元的保肝药及中成药，孟庆生没有回家，直接到了我的诊所，我给李文香做了检查。她患的是中医所说的"黄疸"，也就是药物性肝炎，我给他开了五剂药。

处方：茵陈30g，金钱草60g，炒栀子10g，枳实10g，厚朴10g，法半夏10g，茯苓30g，炒车前子15g，赤小豆30g，黄连10g，远志10g，石菖蒲10g，玄参30g，生石膏30g，知母10g，朱砂0.3g，生磁石60g，连翘30g，板蓝根30g，金银花30g。每日一剂，水煎服。

方解：方中茵陈清利湿热而退黄疸；金钱草清化湿热，利胆退黄，通淋止痛（过去有"黄疸走胆周身黄，金钱草是救命主"之说）；栀子清三焦之火邪而除烦；枳实辛散温通，破气消积，泻痰导滞；厚朴燥湿消痰，下气除满；法半夏降逆止呕，消痞散结；茯苓利水宁神，健脾利湿；车前子清热利尿，清肝明目；赤小豆利水消肿，解毒排脓；黄连清热燥湿，泻火解毒；远志芳香清冽，能宁心安神，又可豁痰开窍；石菖蒲芳香辟浊，开窍醒神；玄参泻火解毒，凉血滋阴；生石膏甘辛而淡，体重而降，清肺胃之实热，配合知母退高热，泻相火，止狂乱；朱砂和生磁石配伍平肝潜阳，镇惊安神；连翘泻心火，破血结，散气聚，消肿毒，还有清十二经的作用；板蓝根清热解毒，凉血利咽；金银花清气分之热，解血分之毒。

上药合用具有清热退黄、辟浊定神、豁痰开窍的作用。

　　服药后，李文香的黄疸退去，身上脱皮、尿黄已无，癫狂症彻底消失。去当地医院化验检查，各项化验及肝功能正常。

　　李文香疾病的治愈，一是她本人努力与病魔做斗争的结果，二是中西医结合取得的成绩，中医和西医是完全不同的两套治疗体系，一个重在实战中运用哲学思维抽象概括和治疗经验的不断积累，一个依靠现代科技实证精确治疗。二者一个是宏观的，一个是微观的，在治疗上，只有方法论的不同，没有好坏的区分。

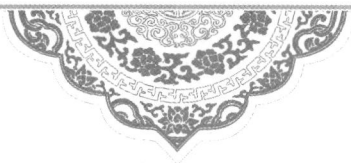

三十

胰腺炎治验回忆录

2013 年，我在北京朝阳区的西直河租了一块地，这里数西联国际石材城管辖，占地面积很大，经营石材的商户很多，来自祖国的四面八方。我将地方租好后，让通州区漷县镇的李子军给盖成二层楼，面积不算大，只有 200 多平方米。房子正在修建期间，李子军约我去漷县垂钓，我来到他的村庄，水面映入了眼帘，1000 平方米的鱼坑坐北朝南，四四方方，中间有 2 台增氧机，北面是一排平房，前面盖满了长廊，钓鱼的工具应有尽有，如果你要是怕晒，在廊子里就可以垂钓。这坑里鱼很多，也很好钓，不到两个时辰，我就钓到四五条大鱼，约有 20 斤。这时候，李子军说："先吃饭吧，今天给你熬了点小米粥，包了点菜团子，炖了条鱼，炒了点漷县出的豆腐，还有毛豆、黄瓜等都是自己种的，都是无公害的绿色产品。"李子军还叫来了他的父亲、母亲和爱人陪我一起吃喝。席间，我发现他的爱人很胖，有 130 多斤，脸色也不对，是一种惨白的颜色，她盛粥时只给自己盛一点儿。

我问她："为什么给自己盛得那么少？"

她说："我今年 4 月份得了急性胰腺炎，去通州某医院治疗，开始是腹痛得厉害，还有恶心呕吐，肚子胀，也吐不出什么东西来，医院给做了 CT，也给化验了血尿，医生说血尿淀粉酶和白细胞都升高，诊断为急性胰腺炎，经过两个多月的治疗，血尿淀粉酶有所下降，但我还是吃不了东西，腹痛还是发作。医生建议我去协和医院治疗。我爱人托人在协和挂了号，经化验和医生检查，确诊为慢性胰腺炎，但没有太好的治疗办法，让我出院回家静养。"

听了她的话，我明白了她吃得少的原因。这时候李子军的母亲说话了，她说："趁着这机会，让张大夫给你看看吧。"

吃完了饭，我给李子军的妻子摸了脉，问了她现在的主要症状，她的表现是心慌、乏力、面色惨白、腹部满闷拒按，有时腹痛，吃多一点就恶心呕吐，腹胀，口干，大便干燥，体胖，舌苔厚腻，脉滑数而重按无力。我认为她是心肺气虚，脾胃有热，我以补气强心、通里攻下为大法给其开了一个处方。

处方：黄芪 30g，党参 30g，麦冬 15g，五味子 10g，柴胡 15g，黄芩 15g，枳实 10g，法半夏 10g，木香 10g，白芍 30g，竹茹 10g，延胡索 10g，大黄 15g，芒硝 10g（冲服），枳壳 30g，降香 10g，金铃子 10g，金银花 30g。七剂，水煎服。

方解：方中黄芪补气升阳，利水消肿；党参、麦冬、五味子，系生脉饮，它可强心敛肺，益气生津，还可去口干治神倦；柴胡舒肝理气，和解退热，升举阳气；黄芩清热燥湿，泻火解毒，据现代中药药理研究，认为黄芩有解热、利尿、镇静、降压作用，它与柴胡一起合用，既可清解内蕴之热，又能清解气分热结；枳实辛散温通，降气除痰，散结除痞；法半夏健脾燥湿，降逆止呕；木香行气止痛；白芍养血敛阴，柔肝止痛；竹茹清热止呕，下气化痰；延胡索活血消瘀，理气止痛，既能行血中之气，又能行气中之血；大黄荡涤通下，泻火凉血，攻积导滞，逐瘀通经，利胆退黄；芒硝咸寒软坚，润燥通便，清热泻火，荡涤内热实积，据现代医学研究，芒硝的主要成分为硫酸钠，它在肠中不易被吸收，在肠中形成高渗盐溶液，使肠道保持大量的水分，从而使肠内容物变稀，容积增大，刺激肠黏膜感受器，反射性地引起肠蠕动亢进而致泻；枳壳行气消胀，宽胸快膈；降香行气活血，止痛；金铃子清肝消炎，除湿热止疼痛，与延胡索一起名曰"金铃子散"，出自《活法机要》，临床上凡是肝郁气滞、气郁化火所引起的胸腹胁肋疼痛均可用其治疗；金银花气味芬芳，它既能清气分之热，又能解血分之毒，还能治气滞血凝，消肿止痛。

全方共用构成了补虚强心、通里攻下的治疗原则，既注意了补心肺而不留邪，也注意了通里攻下而不伤正，慢性胰腺炎在临床上表现为慢性，但是实证比较多，虚证比较少，而此例患者既有心肺气虚，又有脾胃实热的临床症状，尤其是痞、满、燥、实、坚的表现更为明显，所以，在治疗时，我们采用生脉饮、大柴胡汤、金铃子散加减，是比较贴切的。

服药 7 剂后，患者症状明显减轻，原有的腹痛、恶心呕吐、肚子胀、纳差、大便少均有好转，继服 14 剂，症状全部消失。

2013 年 8 月 16 日，李子军携妻找到我，我又给其妻开了三剂药。

处方：黄芪 15g，党参 15g，麦冬 15g，五味子 10g，炒栀子 10g，木香 10g，柴胡 10g，枳实 10g，白芍 15g，法半夏 10g，枳壳 15g，焦山楂 10g，茯苓 20g，大枣 5 枚。

五年后我去潞县镇，见到李子军夫妇，李子军说："我爱人吃药后一切正常，这么多年了没有出现过胰腺炎时的类似症状，而且她由 130 多斤的胖子变为 110 斤左右，生活、起居、劳动均在正常范围。"

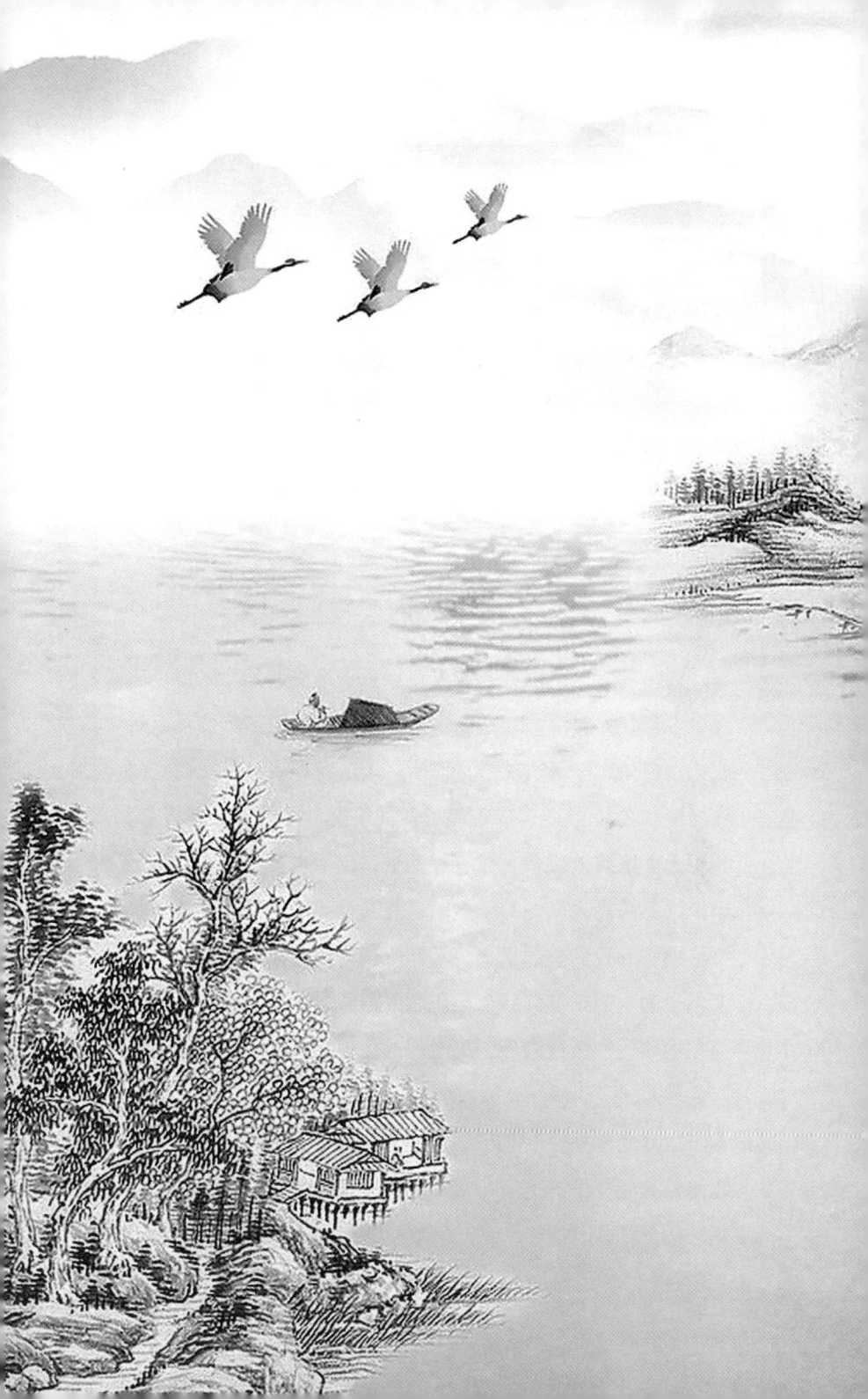

中医辨证治消渴，中药显神通

1990年，我从陕西省延安地区人民医院调到北京市小庄医院上班，那时候，北京的房子特别紧张，很多单位可以接收人，但是无法解决住房，无奈之下，我拉砖拉檩在地安门白米斜街的院子里违章盖起了两间小房，在这里安居下来。我每天去医院上班，虽然有点儿远，生活也有点紧张，可是全家人都高高兴兴，其乐融融，尤其是我的妻姐夫和妻姐每个星期都和我们一起聚会，一起吃喝，一起说说笑笑，增加了不少的生活乐趣，后来小庄医院给我分了一套楼房，地址是在通州，我搬过去后，离亲戚的住地就远了，见个面很不容易。

1993年的一个星期天，当全家人在一起的时候，我发现妻姐陈秀娥变了，挺清秀水灵的一个人变得消瘦，五官不端正，甚至可以说是"青面獠牙"，想当初的"四快"也变得迟钝了。

我问："您这是怎么了，变成这个样子？"

她说："我得了糖尿病，每天尿的次数特别多，口舌干燥，腰膝酸冷软，浑身无力，去医院化验，空腹血糖13点多，尿糖高，按照医院的要求，我每天都服用二甲双胍片，现在已经吃了将近五个月，血糖尿糖没有得到控制，牙齿也不行了。"

我说："你吃点中药试试吧。"

她听从了我的意见。

我给她切脉之后，立即给其开了一个药方。

处方：黄芪30g，黄精30g，葛根30g，丹参30g，赤芍30g，炒苍术30g，生石膏30g，山药60g，生地50g，泽泻20g，牡丹皮10g，山茱萸20g，红花20g，知母20g，炙水蛭10g，黄柏10g，怀牛膝20g，山甲珠10g（现用猪蹄甲代），天花粉30g，乌梅10g，党参30g，桑寄生30g。10剂，水丸，每次服30g，每日两次。

方解：方中黄芪补气升阳，固腠理，生地滋阴清热，养血润燥，生津止渴，与黄芪合用滋肾阴降血糖；黄精上入于肺，有养阴润肺之功，中入于脾，有滋养补脾之功，下入于肾，有补血、填精髓、理虚弱之功；葛根既能发表散邪，又能疏通足太阳膀胱经的经气，还能鼓舞脾胃的阳气上升，达到生津止渴的目的。据现代中药研究认为，葛根内含黄酮苷（为葛根素、葛根黄苷、大豆黄酮苷、大黄黄酮苷等），通过动物实验证明，葛根能扩张心脑血管，改善微循环；丹参活血化瘀，祛瘀生新，凉血消痈，镇静安神，有很强的降低血糖的作用；赤芍能行血中之滞，凉血热，通经脉，散瘀血；炒苍术气味芳香，燥湿健脾，化浊辟秽，《仁斋直指方》云："脾精不禁，小便漏浊不止，腰背酸痛，宜用苍术敛脾精，精生于谷故也。"实践说明苍术对血糖有很强的抑制作用；生石膏入肺、胃经，能清肺胃大热，可治汗出、口渴、烦躁、荨麻疹；山药补脾胃，助消化，补虚劳，益气力，还能补肾固精，益肾强阴，据现代医药研究，山药含黏蛋白、尿囊素、胆碱、精氨酸、淀粉酶、蛋白质、脂肪及含碘物质等，黏蛋白在体内水解为有滋养作用的蛋白质和糖类，淀粉酶有水解淀粉为葡萄糖的作用，因此，山药可以降糖，对糖尿病有一点作用；泽泻清湿热，利小便；牡丹皮凉血活血，使血凉而不瘀，血活而不妄行，还能清肝降压；山茱萸补益肝肾，敛汗固脱，固精缩尿；红花活血祛瘀，行血止痛；知母苦寒，上能清肺热，中能清胃火，下能泻相火，与生石膏合用，对消渴症而言，可清热除烦止渴，还能坚阴润燥，颇有疗效；炙水蛭破血通瘀；黄柏苦寒坚阴，清热燥湿，泻火解毒，善退痰热；怀牛膝祛瘀止痛，利尿通淋，补肝肾，强筋骨，引药下行；山甲珠通气活血，消肿排脓，搜风通络；天花粉清热生津，用于内热消渴尤为适宜；乌梅酸收，敛肺和胃，清凉生津，尿糖不降时，可以应用；党参补中益气，健脾和胃；桑寄生补益肝肾，强筋健骨，祛风湿，舒经筋。

以上药物合用可以益气养阴活血，清热除烦止渴，适合于气阴两虚型糖尿病。

服用半年水丸之后，陈秀娥糖尿病的症状开始消失，三多一少明显改善，血糖化验在 6.67mmol/L，按原方配水丸继续服用，她从 1990 年始共加工水丸 30 余次，从未间断过，服用水丸已有 25 年，血糖和血脂始终保持在正常范围。现在陈秀娥已经 74 周岁，仍然居住在北京大钟寺的一个普通居民楼里。

通过这个事例我们可以看出：

第一，中药对糖尿病是有效的，是有治疗作用的；在我国糖尿病的发病人数很多，居多种病的首位。积极使用中药预防和治疗此病成了我们的责任，尤其要积极预防糖尿病导致的心肌梗死、脑梗死、眼底病变、肾病、神经病变。

第二，辨证要准确，正如《医学心悟》所说："三消之症，皆燥热结聚也。大法，治上消者，宜润其肺，兼清其胃，二冬汤主之；治中消者，宜清其胃，兼滋其肾，生地八物汤主之；治下消者，宜滋其肾，兼补其肺，地黄汤、生脉散并主之。夫上消清胃者，使胃火不得伤肺也；中消滋肾者，使相火不得攻胃也；下消清肺者，滋上源以生水也。三消之治，不必专执本经而滋其化源则病易痊矣。"《石室秘录》也说："消渴之症，虽分上、中、下，而肾虚以致渴，则尤不同也。故治消渴之法，以治肾为主，不必问其上中下之消也。"古人的说法是告诉我们，治疗糖尿病不要分得太细，因为消渴本身就是一个多脏器损害，例如，口渴牵扯心肺有热，多食牵扯脾胃有热，多尿牵扯肝肾虚损，而营养的流失造成人体的消瘦，因此，在治疗时应治一脏兼顾另一脏，脏腑之间互相配合方能取得疗效。只有抓住重点才能调整人体内分泌的失调，糖尿病才有康复的可能。

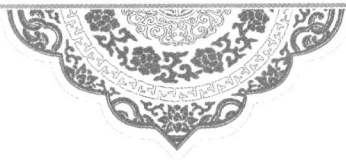

三十二

未婚女子闭经治验

李春生是延安市凤凰公社尹家沟大队的一个农民，很喜欢医道，经常将周围村庄的一些医疗故事讲给我听，有时讲得我哈哈大笑，他时常也送一些没有公害的蔬菜到我家，所以我们感情很好。

有一次我和李春生喝酒时，他说："我有个妹妹叫李春艳，今年 21 岁，还没结婚，她有个毛病，你抽时间给她看一下，能治好更好，别让她带着病到婆家去。"

我说："治病可以，你哪天把她领到门诊来吧。"

1979 年 4 月 16 日，李春艳来到延安地区医院门诊，我问她："有什么病，都有什么症状。"

她说："我主要是月经不调，从 15 岁来月经开始，先是按月而至，后来有时候三个月一至，有时半年或者一年一次。月经量小，颜色比较淡，中间夹有血块，每次来经时都有腹胀，没有感觉明显的疼痛，现在已有半年未来月经。"

查其面色黄，精神差，舌质紫，脉细涩。经辨证属气血亏损，系先天禀赋不足而引起。经色红黯，有块，稍有腹痛，舌质红，脉细数，治以补血为主，加强活血祛瘀力量。

处方：当归15g，生地15g，熟地15g，白芍30g，赤芍30g，桃仁10g，红花10g，丹参15g，牛膝15g，黄芩15g，橘红10g，党参30g，牡丹皮10g。10剂，水煎服。

患者服药后，月经时间正常，经行之时无腹痛，无血块，月经量明显增多。

按原方加益母草60g，陈皮10g，再服10剂。

此证属于中医的闭经范畴，根据她的临床表现，当属虚证，是气血不足引起，虽然见到涩脉，但不可滥用攻伐，而是用"四物汤"或"八珍汤"加减，以增补气血为主，用益母草、陈皮补气调经。用桃仁、牡丹皮祛瘀通络，此外血瘀时容易化热，需用黄芩、牡丹皮，意在行血而不助热，解热又不凝血。

总之，闭经是临床常见的一种证型，虚证偏多，实证偏少，正如《金匮要略》所说的："妇人之病，阴虚，积冷，结气，为诸经水断绝。"闭经的原因一般为两类，虚者多为阴血亏。

三诊时，大原则不变，略微调整。

治则：气血双补，活血化瘀。

处方：当归15g，熟地15g，白芍15g，川芎15g，炒白术 15g，党参 30g，香附 15g，砂仁 10g，茯苓 15g，陈皮 10g，益母草 30g，龟甲 15g，甘草 10g。七剂，水煎服。

方解：当归补血活血止痛；熟地益肾纳气，补血养肝；白芍养血敛阴，柔肝止痛；川芎辛温香窜，行气活血，祛风止痛；四味药合用为中医的"四物汤"，专门为补血而设，凡是面色萎黄，爪甲苍白，头晕目眩，心悸失眠，月经量少色淡，甚至闭经都可以用。炒白术补脾燥湿，益气生血；党参补益中气，在此应用，也是遵循前人所说"有形之血不能自生，生于无形之气"的道理，以益气生血。香附疏肝理气，调经止痛；砂仁醒脾开胃，行气止痛，理气安胎；茯苓健脾补中，利水渗湿；陈皮理气健脾，燥湿化痰；益母草治经行不畅，经痛经闭；龟甲滋阴潜阳，养血补心；甘草泻火解毒，缓和药性。

患者服用后诸症尽消，恢复正常生活。

有些闭经患者服药之后，按时行经，但经量少，这无非虚实两因。虚者多因血海空虚，无血可下，或因肝肾两亏，精血不足；实者多因气血郁滞，瘀血内阻，血脉不通，血下不利，这些原因造成冲任失调，所以形成闭经。只要对证治疗，一般都可治愈。

三十三

剥脱性皮炎的治疗

2013 年 9 月 4 日，我与伯显兄一同前往通州区张家湾枣林庄垂钓，朋友王建祥在渔场为我们准备了一顿非常丰富的号称"无公害"的午餐，席间，北京胸科医院的药房主任奚文苍老弟示意我不要喝酒，我问其原因，他说一会儿去给他岳母看看病，我点了点头。

大约下午 2 点 30 分左右，我们来到了漷县镇西鲁村，患者叫刘连珍，女性，现年 91 岁。

症状：全身皮肤发红，皮肤表面布满了细薄的鳞屑，奇痒无比，昼夜抓挠，双足水肿，伴有皮肤发热、口干。曾去通州区几家医院诊治，认为是"过敏症"，开了维生素 C、抗组织胺、皮质类固醇激素等药物，服用月余，未见好转。查其舌质淡红，苔薄黄，脉弦滑而数。

我对奚文苍说："这好像不是过敏，依我看像剥脱性

116

皮炎。"

他说："那怎么办呢? 现在全家人都认为无药可医, 准备吃面。"

我问他为什么吃面, 他说, 这是潮县地区的一个习俗, 人不行了, 就要吃面, 我说："你真会开玩笑, 我先给她开点儿中药, 让她试试吧。"随后, 我给老太太开了一个处方。

处方: 荆芥 10g, 防风 10g, 炒栀子 10g, 黄芩 10g, 蝉蜕 10g, 地肤子 100g, 白鲜皮 30g, 野菊花 10g, 赤芍 30g, 土茯苓 30g, 皂角刺 10g, 党参 15g, 麦冬 10g, 五味子 10g, 生地 15g, 紫草 10g, 炒车前子 15g, 川木通 10g, 金银花 30g, 连翘 30g, 当归 15g, 甘草 10g。5 剂, 水煎服。

方解: 荆芥芳香而散, 气味轻扬, 性温而不燥, 以辛为用, 以散为功, 可发散上焦风寒; 防风善走上焦, 以治上焦之风邪, 又能走气分, 偏于祛周身之风, 与荆芥合用, 并走于上, 发散风寒, 祛风胜湿; 栀子清泻心肺之邪热, 既能入血分, 又能出气分; 黄芩泻火解毒, 苦寒清热; 蝉蜕轻清升散, 善走皮腠; 地肤子走表外散肌肤之风而止痒, 入里内清湿热而利尿; 白鲜皮清热燥, 祛风解毒; 野菊花清热解毒; 赤芍凉血散瘀, 活血清热; 土茯苓清热利湿解毒; 皂角刺消肿托毒; 党参润肺化痰, 养阴和胃, 与麦冬、五味子合用为生脉饮, 可益气敛汗, 养阴生津, 三味药合用一补, 一消, 一敛, 对老年人或久病之人出现气津两伤的更为适宜; 生地滋阴清热, 养血润燥, 凉血止血, 生津止渴; 紫草专入血分,清血分热毒，凉血，化斑；炒车前子、川木通利尿通淋，渗湿清热；金银花气味芬芳，既能清气分之热，又能解血分之毒；连翘善走上焦，泻心火，破血结，散气聚，消痈肿；当归补血活血，为血中气药，能养血润燥，还能柔肝止痛，滑肠通便；甘草泻火解毒，缓和药性。全方共用，益气生津，祛风解毒，利尿通淋，凉血化斑。

2013年9月11日，我去出诊，发现患者服中药后，病情好转，上身皮肤色红已消退至肚脐以下，脸部和手部的肿胀已经消除，奇痒有所收敛，下肢颜色更红，大便干，身软乏力，其脉象转缓。我又给其开了一个药方。

处方：党参30g，麦冬15g，五味子10g，紫草10g，皂角刺15g，炒栀子10g，黄芩10g，蝉蜕10g，地肤子100g，白鲜皮30g，野菊花10g，赤芍30g，土茯苓30g，生地15g，当归10g，玄参30g，连翘30g，白僵蚕10g，北沙参15g，金银花30g，鸡血藤30g，炒车前子20g，郁李仁30g，熟大黄6g，甘草10g。7剂，水煎服。

2013年9月18日再诊，患者服药后全身皮肤红已退，恢复正常颜色，鳞屑已净，下肢浮肿已消，大便已痛快，可以下地自由行走，第一次下地先去西侧房间察看有病期间村里多少人来看她，都拿的什么礼物。她浑身仍然乏力，我察其舌质淡红，苔薄白，脉细数，我又开处方如下。

处方：党参30g，麦冬15g，五味子10g，紫草15g，炒栀子10g，赤芍30g，生地30g，当归10g，玄参30g，沙参

15g，鸡血藤 30g，黄精 15g，生黄芪 30g，土茯苓 30g，生甘草 10g。3 剂，水煎服。

药后，一切如常，刘连珍的病彻底痊愈。

剥脱性皮炎并不多见，往往是药疹或某种疾病的继发性表现，皮肤先是大片发红，迅速蔓延全身，发生糠状或片状鳞屑，鳞屑不断脱落和生成，有原发性和继发性之分。此病属于中医"皮肤脱屑"中湿毒炽盛脱屑范畴，主要是因为内热偏盛，复受药毒，毒热内蕴营血，外壅肌肤为患，在治疗上，应以祛风、清营、解毒为主。此例患者无明显的淋巴瘤、白血病等原发疾患，也无明显的服药史，其主要原因可能与天热时购买了一个不合格的草凉席有关。

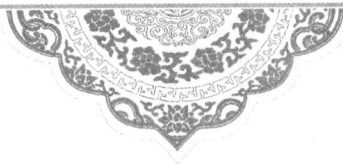

痛风的中医快速治疗法

2011 年 7 月 23 日，我正在门诊上班，突然接到通州区马驹桥派出所所长王静的电话，他说他有病了，不能动，让我给他去看一看。

我问王静："你在哪里？"

他说："我在台湖，这里有一个旅馆，您来一下吧。"

我说："下班之后，我有时间，可以给你去看看。"

他说："可以。"

下午 6 点钟左右，我开车来到了台湖镇找到了这所旅馆，我给王静打了电话之后，他出来接我。

我说："你不是有病动不了吗？怎么出来接我？"

王静说："患者不是我，如果说是别人，恐怕你不来，所以我说了谎话。"

我笑了笑。

进旅馆后，我看到患者是个年轻的小伙子，正在床上烤频谱仪，左脚姆趾上涂有一层药膏，红肿的姆趾暴露在外边，眼睛哭得有些肿胀，我问他是怎么了？

他说："三天之前，我的左脚姆趾突然疼痛，我用开水烫，抹药也不行，我让人拉着去医院检查，化验之后，医生说尿酸太高，说我得的是急性痛风，让我回家吃秋水仙碱，我痛得不得了，你看能给治治吗？"

我说："可以，但不一定能根治，你可以吃中药试试，一般是三天能下地，五天能开车。"

说完，我询问了他的病情，这位患者叫高帆，男性，23岁，主要症状是半夜突然左下肢姆趾痛，疼痛难忍，局部红、肿、热、痛。到医院化验检查，血尿酸为 562μmol/L，医生诊断为痛风，回家后用周林频谱仪烤也不见好转，痛得更加厉害。查其舌质淡，苔稍黄，脉弦涩，我给他开了一个药方。

处方：黄芪 30g，桂枝 10g，当归 10g，川芎 10g，熟地 30g，白芍 30g，牛膝 15g，炙麻黄 6g，桑寄生 30g，木瓜 10g，威灵仙 30g，红花 10g，苏木 10g，细辛 3g，鸡血藤 30g，延胡索 10g，独活 10g，秦艽 10g，乳香 10g，没药 10g，山甲珠 10g（现用猪蹄甲代），金银花 30g，连翘 30g。五剂，水煎服。

方解：黄芪补气升阳，利水消肿；桂枝温经通脉，祛风除湿，祛寒止痛，宣通闭阻；当归补血活血，祛瘀止痛；川芎行血活血，祛风止痛；熟地补血生津，滋阴退热；白芍养血敛阴，柔肝止痛；牛膝活血祛瘀，引药下行；炙麻黄利水消肿，长于升散，与桂枝同用可使风寒、湿邪达于肌表；桑寄生既可祛风湿舒筋骨而利关节，又可补肝肾而增加抗病能力，降血压。据现代药理研究，桑寄生所含萹蓄苷有利尿、降压作用，有舒张冠状血管作用；木瓜缓急止痛，舒筋活络，用于湿痹脚气，足胫肿大，腰膝酸软，关节肿痛等症；威灵仙祛风除湿，通络止痛，用于风湿痹痛，肢体麻木，筋脉拘挛，屈伸不利；红花活血通经，去瘀生新；苏木行血祛瘀，消肿止痛；细辛上行入肺，发散在表之风寒，下行走肾，散肾经之风寒，故为宣通内外、发散风寒的要药；鸡血藤舒筋活络，补血活血；延胡索活血、利气、止痛；独活祛风除湿，通痹止痛；秦艽祛风湿、清湿热、止痹痛；乳香能行血中之气；没药能行气中之血，二药合用，宣通脏腑，流通经络，活血祛瘀，消肿止痛；山甲珠消肿排脓，搜风通络，治关节痹痛，麻木拘挛；金银花、连翘，清热解毒。全药共用，益气活血，祛风散寒，消肿祛瘀，通络止痛。

二诊，2011年7月28日，高帆服药后，左下肢踇趾痛肿消失，已经能开车，继服三剂巩固。

痛风为嘌呤代谢紊乱或尿酸排泄障碍所致血尿酸增高的一组异质性疾病。其临床特点是高尿酸血症，并出现关节炎反复发作，痛风石沉积、特征性慢性关节炎和关节畸形，常累及肾，引起慢性间质性肾炎和肾尿酸结石形成。痛风可分为原发性和继发性两大类。原发性痛风一般与肥胖、糖脂代谢紊乱、高血压、动脉硬化和冠心病等聚集发生。继发性痛风是由于肾的疾病致尿酸排泄减少，骨髓增生性疾病致尿酸生成增多，或某些药物抑制尿酸的排泄等多种原因所致。在某些原发性痛风中也存在继发性因素。从中医来看，痛风属于"痹症"范围，患病人数也逐年递增，发病也从过去的中年人发展到各个年龄段，主要是平素过食膏粱厚味，以致湿热内蕴，遇有外感风邪侵袭经络，气血不能畅通而成，反复发作，遂使瘀血凝滞、络道阻塞，以致关节疼痛或畸形。因此，我们要抓住痛风的初期表现，把它消灭在萌芽状态。

三十五

血管性皮肤病的治疗

提起八里桥农贸产品批发市场，通州区无人不知，无人不晓。粮油、蔬菜、肉类、海鲜、水果、副食应有尽有，已经成了通州百姓的聚集之地，全区大部分蔬菜来自这个地方，自1998年建场以来经久不衰。我的朋友邓宝顺也在这个市场上班，他经营一个"牛栏山专卖店"，从事牛栏山酒的专卖批发和零售，由于该酒来自顺义牛栏山酒厂，绝无虚假，所以非常受通州区老百姓的欢迎。日子久了，他认识了在市场管理汽车的王玉民，哥俩经常在一块喝酒，在一起聊聊各自生活的酸甜苦辣。

有一次，王玉民说："你帮我找个中医大夫，给我女儿看看病行吗？"

邓宝顺说："你提的这个要求不难，我的一个哥们就是老中医，能不能看我就不知道了，我可以给你约一约。"

2018 年 11 月 24 日，我去八里桥买菜，借此机会邓宝顺把我领到了王玉民的办公室，他的女儿也在这里，一阵寒暄之后，我开始了诊病。

患者名叫王陆，女，现年 28 岁，在通州区永顺镇政府就职。她的主要症状是左手食指、中指上面发黑发紫，大约几平方厘米，病程三年多，她曾去过北京空军总医院、301 总医院、潞河医院皮肤科就诊，化验血之后，医生认为是湿疹，开的各种乳膏进行涂抹，开始管用，颜色变淡，痒及白泡、脱皮消失，但不抹又开始复发，三年多来，反反复复，婚后仍没有好转。我看了她的化验单以及她的临床表现后，认为她患的是"血管性皮肤病"，遂给开处方一张。

处方：炒荆芥 10g，党参 30g，升麻 10g，茜草 15g，赤芍 15g，鲜生地 30g，牡丹皮 10g，玄参 15g，生鳖甲 15g，地肤子 30g，益母草 30g，炒栀子 10g，龟甲 15g，黄芪 30g，炙何首乌 15g，白僵蚕 10g，蝉蜕 15g，黄连 10g，重楼 30g，甘草 10g。7 剂，水煎服。

服药之后，颜色变淡，脱皮、裂口消失。

方解：炒荆芥入血分，可止血祛风，以辛为用，以散为功，炒发散血分郁热；党参补中益气，健脾益肺；升麻疏散风热、解毒透疹；茜草凉血、止血，祛瘀；赤芍清热凉血、活血散瘀，消肿止痛；鲜生地清热泻火，生津止渴，止血而不留瘀；牡丹皮可凉血、活血，使血凉而不瘀，血活而不妄行，它既能泻血中伏火，又能散热壅血瘀；玄参既能养阴凉血，又能养阴润燥；生鳖甲滋阴潜阳，养阴清热，散结消痞；地肤子清热利湿，祛风止痒；益母草善走血分，活血化瘀，行水消肿，解毒；炒栀子善解三焦之郁火而又能清热除烦，既能入血分，清血分之热，又能出于气分，以清气分热，可谓气血两清也；龟甲通心入肾以滋阴，而又能潜浮阳；黄芪可补中气，益元气，温三焦，壮脾胃，利水消肿，排脓生肌；炙何首乌补肝肾，益精血，还可解毒，消痈，润肠通便；白僵蚕祛风定惊，化痰散结，适用于皮肤瘙痒，肢麻如虫行；蝉蜕散风除热，透疹解痉；黄连清热燥湿，泻火解毒，止血活血；重楼清热解毒，凉肝定惊，消肿止痛；甘草泻火解毒，润肺祛痰。诸药合用，祛风清热，活血化瘀，益气生血，滋阴解毒。

二诊，2018年12月2日，患者服药后，患处颜色变浅，但仍有发痒的感觉，继守上方变通之。

处方：炒荆芥10g，防风10g，炒栀子10g，黄芩30g，蝉蜕15g，赤芍30g，当归15g，鲜生地30g，牡丹皮10g，玄参15g，生鳖甲15g，地肤子30g，黄连10g，重楼30g，黄芪30g，炙何首乌15g，白僵蚕10g，党参30g，升麻10g，益母草30g。七剂，水煎服。

三诊，2018年12月10日，服药后，患者手上的瘀斑消失，但还有痕迹，继用上方加减治疗。

处方：黄芪30g，党参30g，炒荆芥10g，防风10g，炒栀子10g，黄芩30g，蝉蜕15g，野菊花10g，赤芍30g，鲜生地 30g，牡丹皮 30g，地肤子 100g，白鲜皮 30g，鸡血藤 30g，炙何首乌 15g，黄连 10g，玄参 30g，皂角刺 15g，连翘 30g，土茯苓 30g，重楼 30g，麦冬 15g，白僵蚕 10g，甘草 10g。七剂，水煎服。

服药后，患者手上的瘀斑彻底消失，左右手的颜色一样，目前仍在通州区永顺镇政府上班。

血管性皮肤病临床多见，西医分型也比较明确，主要是：①过敏性紫癜；②进行性色素沉着；③色素性紫癜性苔藓样皮炎；④毛细血管扩张性环状紫癜；⑤皮肤变应性结节性血管炎；⑥红斑性肢痛病等。分型比较详细，治疗也比较复杂。中医把其分为风热、湿热、热毒、气血亏损、阴虚火旺、气滞血瘀等型。该例患者是由于先天禀赋不足，又有脏腑蕴热，脉络被热邪损伤，遂使血不循经，外溢于皮肤而成，在治疗中，采用荆防类方、补中益气汤、黄连解毒汤等多方化裁，效果显著，这一事例对我们在治疗血管性皮肤病方面应该说有一定的帮助。

三十六

病证结合，抑制白血病的发展

乔建军是山西省昔阳县赵壁乡白羊峪村人，18 岁当兵，入伍后在中国人民解放军 93704 部队服役。三年后转业到北京市通州区农药技术推广服务中心工作，因为表现优秀被提拔为该单位的副主任，他是我徒弟的战友，跟我很熟悉，也经常来往。

2015 年 12 月的一天，乔建军跟我说："我父亲病了，他得的是白血病，在老家确诊之后来北京就医，我记得你是搞血液病的，你能不能给他开点中药让他保守治疗；已经 70 岁的人了，也不想搞什么骨髓移植。"

我说："我过去用中药治疗过白血病，可以给他治治看。"

2015 年 12 月 13 日，乔建军领着他的父亲来找我，见面之后，我询问了他的病情。他叫乔智惠，现年 70 岁，从小在家务农，很少出远门，要不是儿子在北京当兵，也不可能到这么远的地方来。

西医主要临床表现：发热，体温在 38.5℃左右，体重从 80 千克降到 69 千克，贫血比较明显，有盗汗、气短、乏力、面色苍白、头晕、气急等。CT 片也显示，肝脾及淋巴结增大，脾脏下垂。实验室检查：白细胞增多，可见中性杆状核粒细胞和晚幼粒细胞，红细胞被抑制，巨核细胞增多。根据乔智惠的临床表现及各项检查结果，诊断为慢性粒细胞性白血病，是不可置疑的。

中医主要症状及舌脉：消瘦，面色不华，倦怠乏力，发热，心悸，气促，汗出，口干喜冷饮，胁下胀痛，眩晕，皮下有出血点，少寐多梦。舌质淡红，有裂纹，脉濡细。

治则：益气养血，活血祛瘀，清热解毒，甘寒养阴。

处方：黄芪 30g，党参 30g，麦冬 15g，五味子 10g，当归 15g，白芍 30g，桃仁 10g，红花 10g，仙鹤草 30g，炙何首乌 15g，龟甲 15g，枸杞子 15g，小蓟 30g，生地 30g，白茅根 30g，炒白术 30g，蒲公英 30g，水牛角丝 30g，重楼 30g，白花蛇舌草 30g。七剂，水煎服。

方解：黄芪补气利水，消肿止血，补气之功可达周身；党参润肺化痰，养阴和胃；麦冬养胃生津，滋阴润燥；五味子敛肺生津，涩精滋肾；当归补血和血，柔肝止痛；白芍养血敛阴，平抑肝阳；桃仁入血分，可破血生新，滑肠润燥；红花活血，行血力强，祛瘀生新；仙鹤草收敛止血，解毒疗疮；炙何首乌补肝肾，益精血，强筋骨；龟甲滋肾阴潜浮阳，益肾健骨；枸杞子补肾益精，养肝明目；小蓟收敛止血，祛瘀生新；生地清热泻火，凉血退热；白茅根清血分热，利水而不伤阴，性寒而不碍胃；炒白术补脾益气，补后天之本，以利后天营卫化生和精血之间的转化；蒲公英清热解毒，散结消痈，利胆利水；水牛角丝清热，凉血，解毒；重楼凉肝定惊，消肿止痛；白花蛇舌草清热解毒，消痈散结。

二诊，2015年12月30日。

患者服药后精神好转，发热减轻，心悸减少，睡眠较前有进步，继守上方变通之。

处方：黄芪30g，党参30g，麦冬15g，五味子10g，当归15g，川芎15g，白芍30g，桃仁10g，红花10g，仙鹤草30g，炙何首乌15g，龟甲15g，枸杞子15g，小蓟30g，生地30g，白茅根30g，炒白术30g，蒲公英30g，水牛角丝30g，重楼30g，土茯苓30g，半枝莲30g，山甲珠10g（现用猪蹄甲代）。10剂，水煎服。

三诊，2016年1月20日。

服药后，发热已由原来的38.5℃变为37℃，心悸、气促、出汗、口干喜冷饮等症状有明显的好转，皮下出血点已无，继用上方做成水丸服用。

三年多以来，乔智惠一直服用前方水丸，病情稳定，生活自如，没有向恶性发展的迹象，看来，中药对粒细胞性白血病、肿瘤细胞有一定的抑制作用。

头痛证治

　　李乃华跟我是至交，经常往来，在一起吃吃喝喝，彼此不分你我，他有事，我也冲在前面为他解忧。时间长了，好像一家人一样，李乃华原籍山东济南，曾在勘探队待过，十一届三中全会以后，他辞职做起了买卖，来北京后承包了通州区宋庄镇里一块宝地，盖起了几个大棚，搞起了花卉经营。他的生意很好，很多人慕名而来，要求李乃华为他们建苗圃搞绿化。日久李乃华出了名，由于他留有很长的胡须，人们也习惯称其为大胡子。

　　有一次，大胡子跟我说："这院里住着两口子和一个孩子，男的搞运输，女的在家伺候孩子，女的患有头痛病，你经常来，她说请你给她看看是否可以？"

　　我说："可以，你把她叫来我给她看一下吧。"

　　大胡子叫来了这个患者，她叫蒙玉珍，女性，40 岁，主要症状是头痛，每天发作 7~8 次，痛时恶心，呕吐痰沫，胸腹满闷，不想动，曾去医院检查，拍片后医生说没有大毛病，给了点止痛的西药，但吃了后感觉症状还是那样，丝毫痛苦也没减轻。了解了她的情况之后，我给她摸了脉，她的舌苔稍黄，脉滑数，我认为她的头痛是痰浊头痛，应当化痰降逆，遂给她开药方一张。

处方：黄芪 30g，当归 15g，天麻 15g，法半夏 10g，香附 15g，川芎 15g，乌药 10g，枳壳 30g，白芷 10g，地龙 10g，炒白术 15g，竹茹 10g，生薏米 30g，炒苍术 30g，陈皮 10g，茯苓 30g，胆南星 6g，柴胡 10g，焦槟榔 10g，焦神曲 10g。3 剂，水煎服。

方解：黄芪补肺气，泻阴火，利水消肿；当归和川芎合用，活血止痛，行气活血，当归以养血为主，川芎以利气为要；天麻既能息风止痉，又能镇惊平肝，还能祛风除湿，是治疗偏头痛的要药；法半夏健脾燥湿，和胃止呕；香附舒肝理气，化痰开郁；乌药上行走脾肺，顺气降逆，下走达于肾与膀胱，可散寒止痛；枳壳下气开胸，行气消胀；白芷祛风除湿，通窍止痛；地龙祛风清热，通络止痛；炒白术补脾益气，燥湿利水；半夏、炒白术、天麻合用为半夏白术天麻汤，可化痰降逆，专为痰浊头痛所设；竹茹清肺燥，化痰热，又能清胃热止呕吐；生薏米健脾渗湿；炒苍术芳香化浊，燥湿健脾；陈皮既能行气健脾，又能燥湿化痰，还能健脾和胃，降逆止呕；茯苓健脾补中，利水渗湿，宁心安神；胆南星清热化痰，息风定惊；柴胡轻清辛散，可理脾，调中宫，消痞满；焦槟榔消积降气，行水导滞；焦神曲消食化积，健脾和胃。上药合用构成了化痰降逆的大法。

二诊，2000 年 3 月 16 日，蒙玉珍服药后诸症均减，守原方再服 7 剂而愈。

头痛是一个常见病、多发病，可见于许多疾病当中，在中医学的记载当中，有头痛、头风之分，实际上仍属于头痛，所以《证治准绳》说："医书多分头痛、头风为二门，然一病也，但有新久去留之分耳，浅而近者名头痛，其痛猝然而至，易于解散速安也。深而远者为头风，其痛作止不常，愈后迁触复发也，皆当验其邪所从来而治之。"

此例患者系内伤头痛，按照分型应属痰浊头痛，主要由痰浊上蒙、清阳不升引起，且头痛时还带有头胀。患者痰浊素盛，故而出现胸脘满闷，呕吐痰沫，我们采用半夏白术天麻汤加减是准确的，所以患者服药后而愈。

三十八

细心诊断，不能忽视蛛丝马迹

邓丽娟是我朋友邓宝顺的闺女，20多岁就到通州区保洁公司上班，平时乐意帮助一些生活上有困难的人，很得领导的赏识，并且在群众中威信很高。有一次，邓丽娟跟我说："大爷，有一个患者叫赵春连，是我闺蜜的父亲，家住通州区永乐店镇半截河村，他的主要症状是脸发黑，曾经去过北京很多医院治疗，现在还是脸黑，请您给他治一治。"

我说："你把他领来吧，我给他试治一下。"

2013年11月25日，邓丽娟和赵春连如约而至，赵春连说："我2013年3月份开始眼圈发黑，逐步发展到口唇、脸部，日久连成片，整个头都是黑的，每天早起色轻点，活动后加重，颈以下颜色正常，我非常苦恼，不愿出门。无奈，女儿们带我去通州区县医院检查，核磁共振提示L4~L5、L5~S1椎间盘突出，化验血脂升高，未下结论；后又去北京右安门医院检查，彩超提示脂肪肝、慢性胆囊炎、弥漫性肝损害之可能，未给用药，嘱咐我回家多喝白开水。我为治这个病，先后去过 7~8 家医院，历时 7 个月，谁也没做出明确的诊断，但症状不断加重。最后我去北京协和医院，诊断为'瑞尔氏黑变病'。

接着，我又研究了他的主要症状，整个面部、口唇周围、额部皮肤发黑 8 个月左右，似非洲人，其边界清楚，不痛不痒，颜色深浅一天之中可有数次变化，无饮酒史，发病后戒烟，平时怕冷，冬天手脚发凉，时有腹痛，睡眠稍差，血压及二便均正常，无其他不适。他的化验单很多，尤其是北京右安门医院的彩超引起了我的注意，上面写有"弥漫性肝损害之可能"。

我问赵春连是干什么工作的？他说："家里开个小卖部，有时拉一些日用品，闲时为厂矿服务，拉的主要是内外墙涂料，到今年已经五六年时间了，主要工作是司机加装卸。"他的舌质稍红，苔薄白，脉细而带有滑象。

西医诊断：瑞尔氏黑变病。

中医诊断：皮肤黑斑病。

治则：滋补肝肾，养血消斑。

处方：生黄芪 30g，山药 30g，山茱萸 15g，生地 30g，泽泻 10g，牡丹皮 10g，炙何首乌 15g，龟甲 15g，生鳖甲 30g，茵陈 30g，金钱草 30g，桑叶 30g，菊花 10g，白芷 10g，炒车前子 15g，滑石 30g，连翘 30g，金银花 30g，甘草 10g。

15 剂，水煎服，每日一剂。

方解：黄芪固表止汗，补气升阳，可治气虚脾弱，体倦乏力，语音低微，短气少食等症；山药益气力，长肌肉，润皮泽肤；山茱萸能补肝肾之阴，又能温补肾阳；生地滋阴清热，养血润燥，生津止渴；泽泻利小便，清湿热，治痰饮，止眩晕；牡丹皮清热凉血，散热破瘀，清阴分伏火；炙何首乌养血益肝，补精填髓，乌须发，健筋骨；龟甲治疗阴虚血亏，骨蒸劳热等；生鳖甲滋肝肾而潜浮阳，治肝肾不足，阴虚风动，癥瘕积聚；茵陈清热燥湿，治疗寒湿郁滞、胆汁外溢、色黄晦暗以及湿热内蕴所引起的一系列症状；金钱草清热利胆，利尿消肿，解热毒、退黄疸；桑叶质轻气寒，轻清发散，散风热，凉血润燥，清肝明目；菊花轻清走上，长于清热；白芷散风除湿，善走头部，可通窍止痛；炒车前子利水通淋，清泄湿热；滑石上能清水源，下可通水道，荡涤六腑之邪热；连翘善走上焦，能泻心火，破血结，散气聚，消肿毒；金银花凉血解毒，既能清气分之热，又能解血分之毒；金银花和连翘合用还可流通气血，宣导十二经脉气滞血凝，以消肿散结；甘草能益气补中，泻火解毒，还能缓急止痛，缓和药性。上药合用可消斑化湿，滋补肝肾，清热解毒。

二诊，2013 年 12 月 29 日。

赵春连服中药后按照原方又购 15 剂，共服一个月左右，病情有明显好转。面部黑斑颜色变浅，部分皮肤接近正常颜色，浑身较前有力，继续守原方变通之。

方药：山药 50g，山茱萸 10g，生地 40g，泽泻 10g，牡丹皮 10g，白芷 10g，片姜黄 10g，郁金 30g，炙何首乌 15g，龟甲 15g，茵陈 30g，金钱草 30g，川木通 15g，滑石 30g，生鳖甲 30g，土茯苓 30g，杜仲 15g，生黄芪 30g，甘草 10g。

15 剂，水煎服，每日一剂。

三诊，2014 年 1 月 16 日。

患者连服中药近 2 月，面部黑斑已除，唯有眼圈还有些发黑。再按 2014 年 12 月 29 日药方继服 7 剂。

随访，2014 年 3 月 28 日电话询问病情，患者面部眼圈颜色已完全恢复正常。

讨论：黑变病在西医皮肤科中已有记载，称其为"瑞尔氏黑变病"，也叫"焦油黑变病"，是职业性皮肤病之一，主要是工人长期与化工产品接触，吸入化工产品的挥发物即可产生"焦油黑变病"。此患者系司机，给私企拉运、装卸内外墙涂料若干年，久而久之，造成中毒性慢性肝损害，而发此病。

该病在中医学中与"皮肤黑斑"等论述相近似。《外科证治全书》所述的"面尘"，《外科大成》中所说的"黦黯"，以及《诸病源候论》卷二十七云："人面皮上，或有乌麻或如雀印上之色是也，此由风邪客于皮肤，痰饮渍于脏腑故生。""黦黯"都与此病相似。

由于古代化学工业及产品不发达，所以古人把该病的病因归为肝郁气滞和瘀血内停，发病与脾胃不运和肝肾阴不足有关，也就是说既有内因又有外因，在忧思抑郁、肝肾阴亏、血虚、痰饮的内环境下，又遇"风邪"侵犯人体，造成经络阻滞而发黑变病。

此病治疗的关键，一是抓住患者的工作环境与化工产品挥发物有关，长期接触损伤肝脏。二是抓住北京右安门医院提示的弥漫性肝损害为要点，在用药上以"滋阴补肾，清肝解毒，利湿消斑"为其大法，选用"六味地黄汤"培补肝肾，用"茵陈蒿汤"清肝解毒，利湿化斑。方中加杜仲等是补其阴虚日久所导致的阳之不足，有使其阳蒸阴化之意。此病用药2个月左右，应该说收到了满意的效果。

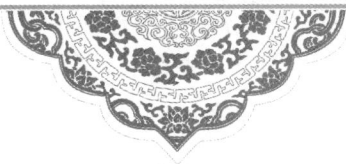

三十九

药证合一是治病的法宝

张世海是我老太爷的重孙子，与我同辈，虽说已出五服，但关系十分密切，经常来往，他比我长几岁，我称呼他为二哥。二哥早年毕业于河北省保定市某专业学校，不知什么原因没分配工作而回生产队当了会计，在家务农，几十年来，过着比上不足、比下有余的生活。

2010年9月14日这一天，张世海和三个儿子来到北京找我，我问有什么急事，张世海说："找你主要是让你给看看病，我前些日子肚子痛，去高碑店市医院检查，他们给做了CT，胆囊造影，确诊为胆囊炎、胆石症。我不放心，又去了保定二康医院，他们的结论和市医院一样。于是我住了11天院观察治疗，入院后的第四天开始发烧，体温达到40℃，烧到下午7点，体温降到37℃，我不放心，特地来找你，请你给我治一治。"

我接诊后立即带他去潞河医院再次做 CT 检查，报告显示：胆囊炎，胆结石，肺部有积液存在。经检验人员测算，大概有 800mL 液体。我建议二哥住院抽水并进行系统治疗，二哥坚决不同意，他说："我已经害怕住院，在保定二康住院时，光输液就 11 天，不让吃饭，没有大便也没有尿，全身浮肿，扎一针钻心一样痛，我宁可死也不住院。"无奈，我又把二哥领回了门诊部，开始用中药治疗。

主症：右季肋下疼痛 13 天，放射至肩背部痛 6 天，发热，入保定某医院第四天开始发烧，最高达 40℃，晚上 7 点时热势有所缓解，伴有口干、口苦、口黏，但无恶心呕吐，已经几天无尿，全身浮肿，精神萎靡，血压 160/90mmHg，CT 显示：胆囊炎、胆结石、肺积水。查其舌质淡，苔黄厚，脉弦滑而散。

治则：清肺解毒，疏肝利胆，逐水通便。

处方：生石膏 30g，黄芩 30g，柴胡 15g，枳实 10g，法半夏 10g，郁金 15g，党参 30g，麦冬 15g，五味子 10g，茵陈 30g，金钱草 30g，海金沙 30g，鸡内金 30g，枳壳 15g，炒车前子 15g，金银花 30g，大青叶 30g，生大黄 10g，芒硝 6g（冲服），滑石 30g，甘草 10g。

六剂，水煎服。

方解：生石膏味辛性寒，既能清泻肺热，平喘泻火，又能清泄气分实热，解肌肤邪热；黄芩苦寒，泻火解毒，解表退热；柴胡入肝、胆、三焦经，能透表泄热，还能疏肝解郁，升举阳气；枳壳辛散温通，破气消积，泻痰导滞，尤其是积滞内停，气机受阻，脾失健运，水湿痰饮为患，使用更为适宜；法半夏燥湿化痰，消痞散结，能走能散，能燥能润；郁金入气分走血分，行气解郁，凉血散瘀；党参平肝，解毒，润肺化痰，养阴和胃；麦冬养阴润燥，清心除烦；五味子酸苦咸，酸能收敛，苦能清热，咸能补肾；茵陈和金钱草合用，茵陈苦泄下降，专清湿热退黄，金钱草清热化湿，利尿排石；海金沙利尿通淋，清热解毒，排石散瘀通利水道；鸡内金健胃消食，化石消导，涩精止遗；炒车前子清热利尿，渗湿通淋；金银花质体轻扬，气味芬芳，既能清气分之热，又能解血分之毒；大青叶凉血消斑，清热解毒；生大黄气味苦寒，荡涤通下，泻火凉血，攻积导滞，利胆化瘀；芒硝咸寒软坚，润燥通便，荡涤内热实积；滑石上能清水源，下可通水道，长于渗水利湿，通利膀胱；甘草可泻火解毒，润肺祛痰，缓和药性。

患者回家服药期间，我每天早上电话询问一次，前两天动静不大，第三天开始排尿，尿量较多，但不排大便，我嘱其芒硝加至 10g，第四天开始排大便，且上腹痛已基本消失，烧已退，能进食。

二诊，2010 年 9 月 21 日。

张世海来诊所之前，先去保定市原住院单位复查 CT，下午 14:15 带 CT 片就诊。经三次 CT 片对比，除胆囊炎、胆结石外，肺积水及前述症状已消失。遂予以益气排石清热之剂治疗。

处方：黄芪 40g，党参 30g，麦冬 15g，五味子 10g，柴胡 15g，炒栀子 10g，茵陈 30g，金钱草 30g，佛手 10g，片姜黄 10g，海金沙 30g，鸡内金 30g，枳实 10g，木香 10g，生大黄 20g（后下），滑石 30g，连翘 30g，金银花 30g，甘草 10g。

六剂，水煎服。

患者服药后全部症状消失，CT 复查，胆囊炎已去，泥沙样结石已无。至 2015 年 9 月 28 日，回乡随访，生活、起居、饮食一切正常。

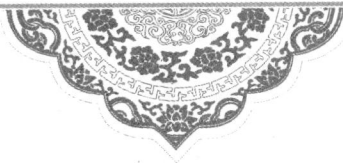

急性胃炎证治

　　郝雅男是我徒弟郝胜翔的女儿，21 岁时由北京第二外国
语学院送到英国学习，学习当中发现后背痛，嘴里有血腥味
儿，用电话问她爸爸怎么办？郝胜翔立刻找我商量办法，我
说："你让郝雅男请假回来治疗，痊愈后再回去。"郝胜翔听
从了我的意见，让孩子请了 20 天假，坐飞机回北京检查。北
京潞河医院内科胃镜检查报告：幽门螺旋杆菌满视野。胃镜
报告：急性胃炎，有小斑片及糜烂等，西医予阿莫西林、克
拉霉素、西咪替丁口服。

　　我接诊后对郝雅男的症状进行了详细的了解，她的主要
表现是胃部疼痛伴有后背痛 10 天，其痛比较固定，出气带有
血腥味，有气短、心慌、口干等症状，查其舌质淡，苔薄白，
脉沉细。

　　我给郝雅男开了方药。

处方：生黄芪 30g，桂枝 10g，白芍 30g，党参 15g，麦冬 15g，五味子 10g，姜半夏 10g，佛手 10g，炒白术 15g，延胡索 10g，郁金 30g，乌贼骨 15g，地榆炭 15g，川楝子 10g，三七粉 3g（冲服），公丁香 6g，川黄连 3g，石斛 10g，玉竹 10g，甘草 10g。

七剂，水煎服。

方解：生黄芪甘、温，入脾、肺经，能补气升阳，尤其适宜体倦乏力，语音低微，短气食少，脉沉细等；桂枝解肌发表，调和营卫，可温经通脉，祛风除湿；白芍养血敛阴，柔肝止痛；党参养阴和胃，润肺化痰；麦冬清心除烦，养阴润肺；五味子益气生津，补肾养心；姜半夏健脾燥湿、和胃止呕、消痞散结；佛手补益气血，生津止渴；炒白术甘温补中，既能补脾益气，又能燥湿利水；延胡索善治一身上下诸痛，既能行血中之气，又能行气中之血，活血散瘀的作用很强；郁金疏肝解郁，行气消胀，祛瘀止痛；乌贼骨不但能收敛止血，还能止酸止痛；地榆炭凉血止血，解毒敛疮；川楝子疏肝泄热，行气止痛，又能杀虫解郁除湿热；三七粉善走血分，善化瘀血，止出血，消肿块，止疼痛，此外还有很强的补血作用，正如《本草拾遗》上说的"人参补气第一，三七补血第一"；公丁香辛温，既能暖脾胃，散寒止痛，降浊气之上逆，又能温肾助阳，治女子阴冷，寒湿带下；川黄连除湿泻火，清心安眠；石斛养胃生津，滋阴清热，适合阴少津亏，口干烦渴，食少干呕等；玉竹养阴润燥；甘草益气补中，缓急止痛，上方共用构成了"益气健脾，养阴和胃，活血止痛"的功效。

二诊，2014年3月2日。

患者服药后胃痛、口里有血腥味、后背痛、心慌、气短、口干等症状全部消失，继续上述药物加减。

处方：黄芪30g，桂枝10g，白芍15g，党参15g，姜半夏10g，佛手10g，玫瑰花10g，枳实10g，炒白术15g，延胡索10g，郁金15g，乌贼骨15g，地榆炭10g，川楝子10g，三七粉3g（冲服），公丁香6g，川黄连3g，石斛15g，甘草10g。

七剂，水煎服。

患者服药后精神好转，面色气血充盈，能食，浑身有力，去当地医院复查，幽门螺旋杆菌阴性，继续上方做水丸7剂，携带去英国以防万一。

此例患者是由急性幽门螺旋杆菌感染引起的急性胃炎，症状出现比较快，10天即有口中血腥味、疼痛、气短、心慌、口干之感觉，回京后立刻进行胃镜检查，确诊是比较及时的，在治疗上有三个特点：①及时，从英国返京及时，胃镜检查及时；②用药准确；③中西医结合。所以患者恢复比较快。

郝雅男归国后在北京工作，据了解她经治疗后胃一直正常，5年来未有胃部的症状出现。

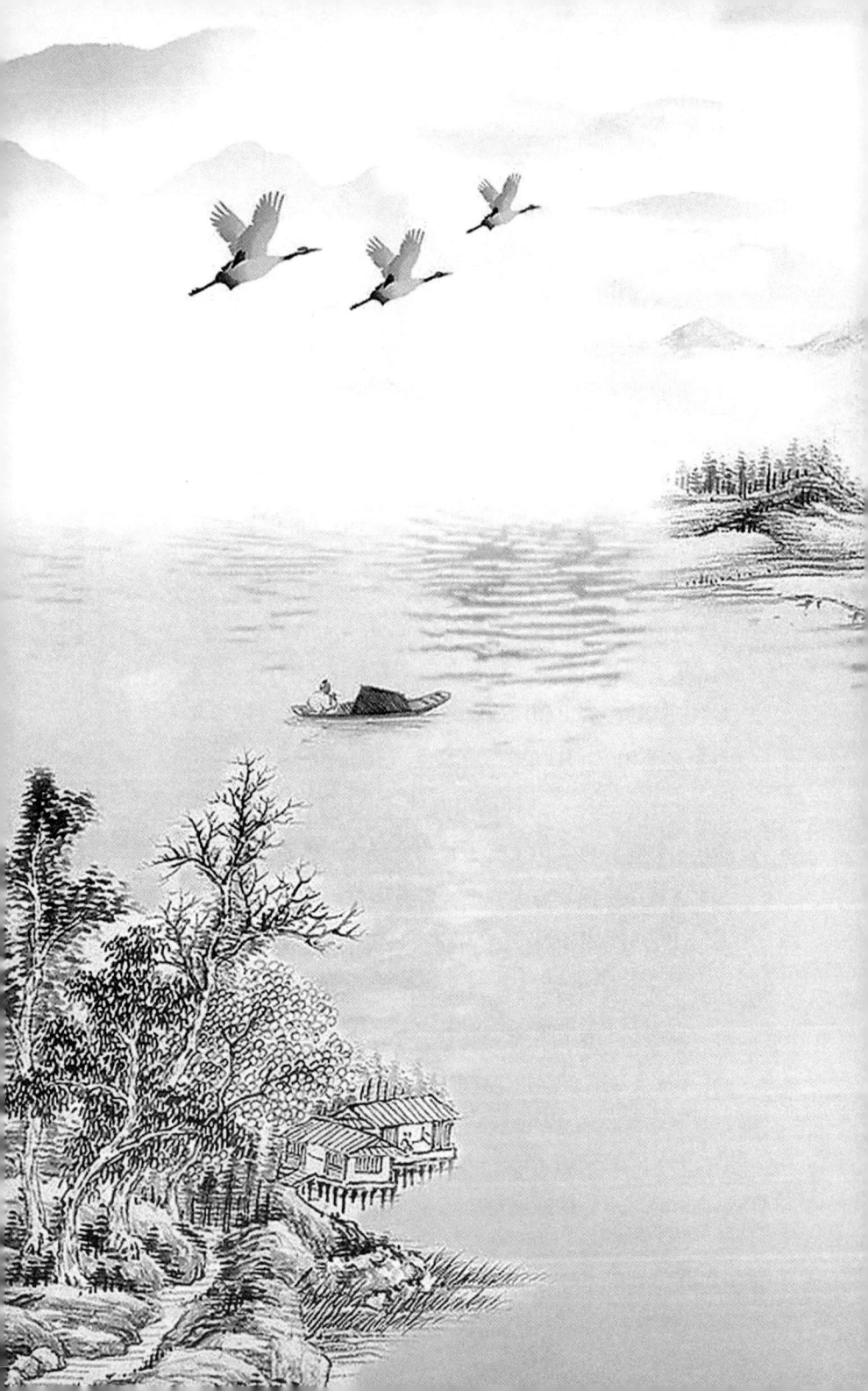

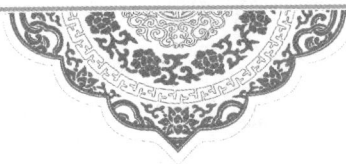

四十一

早期肝硬化治愈一例

　　郭德海是延安市尹家沟大队的社员，经常卖些黄瓜、豆角、西红柿等季节蔬菜，有时到延安地区医院做买卖，那时我在医院上班，有时也买些新鲜蔬菜供家中食用，日久，我和郭德海成了朋友，经常来往。

　　有一次，郭德海说："我的父亲患了肝硬化，您能否用中药给治治，西医也没有更好的办法。"

　　我说："可以试试。"

　　1978年3月20日，郭德海把他的父亲领到了我的诊室，经询问，他的父亲叫郭永顺，48岁，也是尹家沟大队的农民，据他叙述，1975年发现肝肿大，且有少量腹水，当时去医院检查，叩诊肝界大约位于肋下3厘米，剑突下5厘米，质中等硬度，边钝，患者手脚有蜘蛛痣，肝掌也比较明显，但肝功能正常。医院诊断为"早期肝硬化"，服中西药三年，症状

147

好转不明显。目前的症状是神倦怯寒，脘腹胀满，胁肋胀痛，食欲不振，浑身乏力，睡眠较差，大便先结后溏，下肢稍有水肿，查其舌质稍红，苔腻，脉细弦。

处方：黄芪30g，附片30g（先煎），党参30g，炒苍术30g，猪苓15g，茯苓30g，泽泻10g，桂枝10g，丹参30g，山茱萸10g，怀牛膝10g，牡丹皮10g，山药30g，车前子15g，干姜10g，莪术15g，红花10g，厚朴10g，甘草10g。

7剂，水煎服。

方解：黄芪补气升阳，利水消肿，对于气虚脾弱，水不化气以及小便不利有着非凡的作用；附片是纯阳有毒之品，其性走而不守，上能助心阳以通脉，下可补肾阳益火，尤其是脾肾阳虚，水湿内停用之更为适合；党参养阴和胃，平肝解毒；炒苍术健脾燥湿，芳香化浊，还可敛脾精；猪苓燥湿健脾，祛风散寒，凡是脘腹胀满，水肿均可应用；茯苓既能扶正，又能祛邪，扶正可健脾补中，祛邪可通小便，祛水肿；泽泻利小便，清湿热；桂枝温阳化气，利水消肿，可治心脾阳虚，水湿内停，还能祛风除湿，祛寒止痛；丹参活血化瘀，凉血消痈，镇静安神；山茱萸补益肝肾，敛汗固脱；牛膝活血祛瘀，舒筋通络，补肝肾，强筋骨；牡丹皮清热凉血，舒筋通瘀，可清透阴分伏火；山药补脾胃，助消化，补虚劳，益气力；车前子清热利尿，清肝明目；干姜暖脾胃而散寒，回阳通脉以救逆，与附子同用，回阳救逆之力倍增，前人所说："附子无姜不热。"这即可说明二者伍用的重要性；莪术入肝脾气分，为气中血药，善破气中之血；红花活血生新，适合各种瘀血肿痛；厚朴燥湿消痰，理气宽中，排气除满；甘草益气补中，泻火解毒，缓急止痛，调和药性。

全方共用，构成了益肝肾、健脾胃、破气滞、消瘀血、散寒邪、利小便的功效。

二诊，1978 年 4 月 25 日。

服上药 30 剂后，患者病情稍有好转，神倦怯寒、肋胁胀痛、食欲不振等症状较前有改善，但有时郁怒、口干燥、浮肿、睡眠差、面黄消瘦。在我的追问下，本人承认曾几次饮酒，我跟他说："酒是乙醇，需要肝脏来代谢，你的肝有病，还要饮酒，这不是加重肝脏的负担吗？"

辨证之后，我给他开了处方。

处方：黄芪 30g，附片 30g，炒白术 15g，茯苓 30g，猪苓 15g，车前子 15g，丹参 30g，牛膝 10g，生地 20g，牡丹皮 10g，山药 30g，枳实 10g，熟大黄 10g，厚朴 10g，干姜 10g，甘草 10g。

14 剂，水煎服。

三诊，1978 年 5 月 10 日。

患者在通利大小便后，腹胀、神疲减少，郁怒减轻，头晕及睡眠均有好转，但腹部尚有压痛，脐以上有长硬块一条，固定不移，按之疼痛明显。此为病久入络，营气阻痹，属于中医癥积之类，继续在 4 月 25 日药方基础上加减。

处方：黄芪 30g，附片 30g，炒白术 15g，茯苓 30g，猪

苓 15g，炒车前子 15g，丹参 30g，桃仁 10g，赤芍 30g，生地 15g，牡丹皮 10g，山药 30g，当归 10g，生鳖甲 30g，延胡索 10g，枳实 10g，枳壳 30g，熟大黄 10g，郁李仁 30g。

7 剂，水煎服。

四诊，1978 年 5 月 18 日。

患者服药后，主要症状逐渐改善，加入大黄、郁李仁、枳实、枳壳后大便增多，有黏腻之物排出，这可能是浊秽下行之象，触诊时发现腹部条状硬块已无。在饮食方面，嘱其多食蔬菜低盐饮食，少吃肉食，避免辛辣及不容易消化之物，并注意适当运动。

处方：党参 30g，当归 10g，赤芍 30g，丹参 30g，桃仁 10g，生地 15g，牡丹皮 10g，山药 30g，生鳖甲 30g，炒枳壳 15g，香附 10g，茯苓 30g，柴胡 10g，炒谷、稻芽各 10g。

14 剂，水煎服。

经过 9 个月的治疗，郭永顺病情好转，精神面貌大有改善，下肢无水肿，食欲增加，蜘蛛痣及肝掌消退，睡眠安稳，白蛋白和球蛋白倒置的情况已经得到改善，他已经去生产队上工。

随访：1997 年 5 月 2 日，电话询问，郭永顺身体健康。

按：患者郭永顺，在 1975 年患肝病后，经中西医治疗三年，未愈。后来他采用纯中药治疗 9 个月，疾病由重减轻，由轻转至痊愈。这取决于两个方面：一是辨证；二是坚持治疗。从辨证来说，从一开始就抓住肝脾同病这一特点进行施治，直至痊愈。我曾跟郭永顺讲，肝脾有病往往都是慢性的，短时期内不易见效，劝他放下思想包袱，坚持治疗，经过9个月的调治，终于盼来了好的结果。在治疗中，我深刻地认识到肝属木，脾属土，本着肝木克脾土的原则，知道肝病必传脾，从其症状来分析，肝病胁痛，脾病腹胀，这是两个脏器有病的特点，所以说肝脾同病是有道理的。在治疗中，使用了熟大黄这味药，我认为是应该的，因为它不但流通腑气，而且能化瘀消坚，并无损伤脾胃之弊。

中医治急症确有疗效

　　姚德路是通州区潞县镇中辛庄人，1980 年当兵，在天津附近的某部队成了一名坦克兵，他表现积极，好学上进，加上个子大，身体圆润，很快被提拔为副班长。他的号召力很强，同去的战友都以他为榜样，家里也为其高兴。在那个年代，当兵是很光荣的。姚德路抱着一颗报效祖国、守卫万里长城的心在部队快乐地成长。

　　可是 1984 年麦秋过后，他和几十名战友复员了，他们回到通州区，有的分到医院，有的分到市容，有的分到街道委员会，有的干起了个体，而姚德路选择了通州区兽药加工厂，成了一名名副其实的推销员。他跑遍了东北的各个省区，有时一年 2/3 的时间在外地，但是每年的 8 月 1 日这一天，他都要赶回北京，和战友们一起吃饭，一块喝酒，一块唱歌，庆祝他们四年的军旅生涯，谈部队的生活，谈部队的伙食，谈部队的编制等，每当这一天他们都是一醉方休，回忆着满腔热情青春无悔的生活片段，直到饭店打烊，他们才肯离去，我不知道什么时候也成了他们中间的一员，每次战友活动都处于被邀请之列，我也为他们高兴，为他们自豪。

天有不测风云，2005年姚德路被阜外医院查出有主动脉夹层，建议立即手术，消息传到战友群里，好多人都为之惋惜，甚至有十几个战友痛哭流涕，大家捐款捐物，问寒问暖，送饭到床，有的主动请假到医院去陪护。当听说姚德路手术成功时，战友们才如释重负，心里乐开了花，他们的这种感情是真的，战友情也会随着岁月的消失永远埋在他们心里。

2008年6月3日，从东北返回北京的姚德路感冒发烧，肚子痛，去北京潞河医院检查，诊断：急性阑尾炎，需要立即手术。可是经过胸部手术的他坚决不同意第二次手术，不知道第一次手术时受过什么刺激，也不知道他是在害怕什么？只知道他胸口有一术后疤痕，像蜈蚣一样趴在刀口上，他是疤痕体质。姚德路对手术的拒绝惹怒了住院值班大夫，也急坏了他的战友们，怎么办呢？

他们中间有人想起了我，想起了中医，他们派战友邓宝顺找到我，我跟着邓宝顺去了医院。

姚德路的主要症状是转移性右下腹痛二天，伴有发热，体温达到40℃，有厌食、口臭、大便不通等，三年前有主动脉夹层手术史。

检查：右下腹痛二天，麦氏点压痛阳性，反跳痛明显，膝腿反射阳性，腰大肌刺激征试验阳性，血白细胞计数及中性粒细胞增高，诊断急性阑尾炎无误。

处方：生石膏 30g，柴胡 15g，桃仁 10g，牡丹皮 10g，冬瓜仁 30g，生薏米 30g，当归 10g，连翘 30g，青皮 10g，黄芩 15g，金银花 30g，生大黄 10g，芒硝 10g（冲服），枳实 10g。

2 剂，水煎服。

方解：生石膏清肺泻火，配合柴胡疏肝开郁，和解退热；桃仁活血，化瘀生新，滑肠润燥；牡丹皮凉血、活血，使血凉而不瘀，血活而不妄行，既能泻血中伏火，又能散热壅血瘀；冬瓜仁清肺化痰，利湿排脓；生薏米清肺热，除脾湿，利水消肿；当归补血和血，活血止痛；连翘泻心火，破血结，散气聚，消肿毒，利小便，为疮家之要药；青皮疏肝和胃，消积化滞，行气止痛；黄芩苦寒，泻火解毒，主要清上焦热，肺与大肠相表里，清肺等于清大肠，上下双解；金银花既能清气分之热，又能解血分之毒；大黄能荡涤胃肠实热，也能治寒积便秘，更能清热解毒，凉血止血；芒硝能荡涤肠胃之实热积滞，可软坚润燥，清热泻火；枳实破滞气，行痰湿，消积滞，除痞塞。

全方共用，退热破瘀，峻下热结。

服 2 剂药后，一切平安，烧退到 36.5℃，右下腹痛消失，厌食、口臭已无，大便正常，离开医院回家休养。急性阑尾炎在中医文献中称之为"肠痈"，一般是由热毒壅结、血瘀停滞于肠中而成，正如《成方便读》所说："肠中结聚不散，为肿为毒，非用下法，不能解散。"《难经·第四十四难》中也有大肠、小肠会阑门的记载："会者合也，大肠、小肠合会之处，分阑水谷精血，各有所归，故曰阑门。"

一般而言，阑尾炎分为四型：瘀滞型（相当于急性单纯性阑尾炎）；成脓型（相当于化脓性、坏疽性阑尾炎）；毒溃型（相当于严重坏疽型阑尾炎、阑尾穿孔弥漫性腹膜炎，或并发急性肠梗阻，甚至中毒性休克）；脓肿型（相当于阑尾周围脓肿）。这四型都是用中药可以治疗的。我们在此处见到的这例就属第一型，即急性单纯性阑尾炎，所以用下法收效显著。

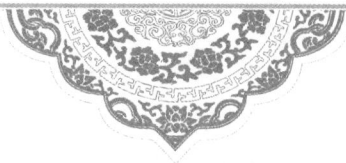

四十三

与天斗，与地斗，与疾病斗

　　王永林今年 64 岁，是通州区垡店公社崔家楼人，在北京市水利局北运河管理处工作，退休后搞市政工程，穿梭于城市副中心的各个角落，为新的城市建设做着不懈的努力。

　　王永林为人直爽，性格谦虚，家庭和睦，事业有成，被人们称之为"大哥"。我和其认识 6 年多，也是因为他办事利落，从不拖泥带水，我们经常来往，他也经常打电话，问寒问暖，像对待一母所生的老哥哥一样对待我。曾记得我在北京协和医院放心脏支架的时候，是他守了一天，直到我没事了他才回去。他常说："哥们和朋友不一样，朋友可以遍天下，哥们只有几个，对爹妈不能说的话敢跟哥们说，但对朋友就不一定了。"他认识的社会精英很多，也经常聚会。有一次，长庆油田的领导说："王永林这个人和人打交道，就像他的名字一样，永远讲义气。"他们是这么说的，王永林也是这么做的，所以，人们对他的评价很高。

记得 2004 年，他乘车去内蒙古出差，一路的劳累颠簸，他照样和蒙古人一块饮酒，一块喝酸马奶，一块唱歌，过度的劳累使他的心脏患了病，从内蒙古打车送至北京阜外医院，大夫进行了抢救，放完支架后，医生说："这人真够命大的。"在抢救和治疗心脏病期间，医院又对他的肺进行了检查，发现他左肺上叶有一新生物，情况不好，应立即切除。

他出院后来到北京东直门医院，经检查为肺左上叶腺癌，在医生和护士的共同努力下，顺利地进行了手术摘除，病灶与诊断一样。手术之后，他又坚持了 6 次化疗以及中草药治疗。我也给他开了药方。

处方：黄芪 60g，炙何首乌 30g，龟甲 15g，当归 15g，川芎 15g，党参 30g，麦冬 15g，五味子 10g，桃仁 10g，灵芝 30g，乌梅 10g，土茯苓 30g，半枝莲 30g，水牛角丝 60g，山甲珠 10g（现用猪蹄甲代），白花蛇舌草 30g，重楼 30g，人造牛黄 1g，川贝母 10g，车前子 30g，炙麻黄 10g，生石膏 60g，甘草 10g。

10 剂，制成水丸，每次服 30g，每日两次。

另外，同仁堂生产的西黄丸，每次 3g（一支），每日两次。

方解：黄芪升阳补气，利水消肿，固表止汗；炙何首乌培补肝肾，益精血，具有很强的补血作用；龟甲通心入肾以滋阴；当归养血补血，柔肝止痛；川芎行气活血，祛风止痛；党参补中益气，健脾益肺；麦冬养阴，化痰止咳，生津液，润肠燥；五味子益气生津，敛肺补心；桃仁入血分，化瘀生新；灵芝可安心养神，理气化瘀，对恶性肿瘤有一定的抑制作用；乌梅敛肺涩肠，和胃生津；土茯苓清热解毒，消肿止痛，息风定惊，适合于一切痈肿疮毒；半枝莲清热解毒，化瘀利水；水牛角丝除有清热解毒的作用外，还可凉血定惊；山甲珠消肿排脓，搜风通络；白花蛇舌草消积败毒，消肿止痛；重楼解毒清热，息风定惊；人造牛黄醒神开窍，解毒化痰，对一些痈肿疔疮有一定效果；川贝母润肺化痰，清热止咳，又能开郁散结；车前子利水渗湿，清暑通淋；炙麻黄宣肺平喘；生石膏质重气浮，解肌肤邪热，清气分实热；甘草泻火解毒，益气补中，缓急止痛。

上药合用，构成了"益气生精，清热解毒，活血化瘀，宣肺敛肺，息风定惊"的功效。

五年来，王永林先后做水丸四次，他视药如命，每天坚持服用，不断巩固身体的大后方，奇怪的是，他的身体宛如正常人，身影不断出现在城市副中心的工地上。医疗部门也对其进行了跟踪，经连续几年的复查，CT和化验的各种指标均在正常范围内。

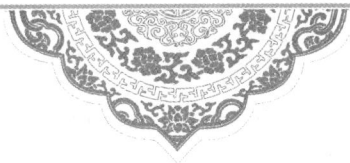

四十四

肝硬化的辨证治疗与研究

　　许玉军是通州区觅子店乡后尖平村人，一直在家务农，改革开放之后，他毅然地搞起了牲畜饲料研究。为此，他查阅了大量资料，跑遍了大江南北。尤其是喂鸟、养羊、喂牛多的省份和地区都是他活动的场所，他研究的饲料确实有独到之处，使用他的饲料，牲畜生长周期短，出栏快，这是他的绝招，农业部的一些老专家、老部长对他的研究很感兴趣，经常进行示范推广，该项目也在通州区农委挂了号，成了大型养殖厂推广和使用的新型饲料之一。

　　可是，在 1989 年时，村里的一场大火烧到了许玉军，造成了面积达 55%，深二度的损伤，在医院治疗时，大夫多次给其输血，由于血液不净又引起了丙型肝炎，治疗后他又服用了许多中药，直至认为痊愈了，才又回到畜牧业的科研上来。

2012年春节，正当事业如日中天的许玉军感到腹胀，腿肿，他去通州××医院，诊断为双下肢静脉曲张，医生认为他的脚肿是由静脉曲张引起的。治疗几天后，未见明显好转，他又去觅子店卫生院检查，B超提示：肝硬化。他又去北京某专科医院诊治，结论：①肝硬化；②高血压病；③糖尿病；④脾大；⑤慢性丙型肝炎；⑥肝囊肿。医院让其注射干扰素50U，每日一次，他注射了一次后觉得受不了，提出用中药治疗。经介绍，在好友腾景山的带领下，2013年8月27日下午，我赴觅子店乡后尖平村出诊。

一般资料：许玉军，男性，59岁，农民，1989年因烧伤输血引起丙型肝炎，目前的主要症状有三条：①腹水；②脾大；③静脉曲张。

2013年8月15日化验单提示如下（不正常的项目记录，正常的省略）：

检测项目	结果	参考值	单位
丙氨酸氨基转移酶	153.4	9~50	U/L
天门冬氨酸氨基转移酶	121.3	15~40	U/L
γ-谷氨酰转肽酶	221.3	10~60	U/L
碱性磷酸酶	193.8	45~125	U/L
前白蛋白	112.9	200~400	mg/L
α-L-岩藻糖苷酶	51.5	0~40	U/L
甲胎蛋白	9.61	0~7	ng/mL

检测项目	结果	参考值	单位
乙肝二对半	（－）	（－）	德国罗氏标准
γ 球蛋白	21.50	11.1～18.8	g/L
血小板计数	50	120～350	10^9/L
总胆红素	21.10	3.0～21.0	μmol/L

超声描述：

肝脏：包膜锯齿状。回声粗糙。分布不均匀。门静脉内径：16mm；胆总管内径：6mm；肝内胆管：无扩张。

胆囊：壁双边影征，较厚处约 7mm。胆囊内容：液性暗区。强回声：15mm，伴声影，可移动。

脾脏：厚 51mm；肋下长 57mm，长径 156mm；脾静脉内径：10mm。

胰腺：（－）。

双肾：右肾可见 6mm、5mm 无回声区，左肾（－）。

其他：腹部胀气，肝门部及肝脏部分切面，肝右叶近包膜处显示不满意。肝左叶可见 12mm 无回声区，后壁回声增强。肝右叶可见 8mm 高回声结节，边界尚清。

超声提示：肝硬化，脾大，门、脾静脉增宽，肝右叶高回声结节（性质待定），肝囊肿，胆囊壁水肿，胆囊结石，右肾囊肿，腹水（＋）。

检测时间 2013 年 8 月 15 日。

荧光定量丙肝病毒核糖核酸检查：5.54E+6，检测下限：50，单位：U/mL。检测时间 2013 年 8 月 15 日。

根据临床表现以及医院检测的数据，应该说诊断为丙型肝炎、肝硬化没有问题，我对许玉军的表现进行了搜索，并制定了相应的治疗计划。

他腹胀，胁疼不明显，面色萎黄，在没有植皮的部位发现有蜘蛛痣，腹部有筋露，烦热口干，小便短赤，双下肢浮肿，大便秘，下肢静脉曲张。舌质稍红，苔黄厚，脉细弦。

处方：柴胡 15g，生鳖甲 30g，生地 30g，牡丹皮 10g，滑石 30g，郁金 30g，白芍 15g，北沙参 15g，麦冬 15g，生石膏 30g，茵陈 30g，金钱草 30g，丹参 30g，土鳖虫 6g，郁李仁 30g，沉香 3g，法半夏 10g，生牡蛎 30g，佩兰 10g，板蓝根 30g，生黄芪 60g，炒苍术 30g，龟甲 15g，炙何首乌 15g，炙水蛭 6g，车前子 20g，鸡血藤 30g，阿胶 10g（烊化），炒麦芽 30g，甘草 10g。

30 剂，水煎服，每日一剂。

同仁堂生产的西黄丸，早晚各一支。

方解：柴胡疏肝解郁，和解退热，升举阳气；生鳖甲滋阴潜阳，清热破瘀，软坚散结，缩肝脾；生地凉血止血，生津止渴，养血润燥，清热养阴；牡丹皮清热凉血，使血凉而不瘀，血活而不妄行；滑石上能清水源，下能通水道，荡涤六腑之邪热；郁金入气分以行气解郁，达血分凉血破瘀；白芍养血敛阴，柔肝止痛；北沙参养阴清肺，益胃生津；麦冬清心润肺，养阴润燥；生石膏解肌肤邪热，清气分实热；茵陈清湿热退黄疸；金钱草清热利胆，利尿消肿，通淋止痛；丹参活血祛瘀，化瘀生新，凉血止痛；土鳖虫破瘀血，消肿块，入肝经，化瘀滞；郁李仁滑肠通便，开幽门之结气，润大肠之燥涩，导大肠之燥屎；沉香醒脾开胃，祛湿化浊，行上逆之气归于下；法半夏健脾燥湿，消痞散结，降逆止呕；生牡蛎平肝潜阳，软坚散结；佩兰既能表散暑邪，又能宣化湿浊而定痛；板蓝根清热解毒，祛瘟疫，消丹毒，治痈肿；黄芪补气；炒苍术辛香发散，健脾燥湿，芳香化浊；龟甲滋阴潜阳，益肾健骨；炙何首乌补养真阴，益精填髓；炙水蛭破血逐瘀，治一切癥瘕痞块；车前子清泄湿热，通关利窍；鸡血藤补血，活血，通络；阿胶补肝血滋肾水，润肺燥；炒麦芽消食化滞，行气消胀；甘草缓急止痛，缓和药性。

上药共用，构成了"益气补血，清热利水，消痞散结，活血化瘀"的功效。考虑到许玉军气血不足，肝脾两伤，湿热蕴结，气滞水停都有，应该热在血分，虽然身体尚可，但他的病迁延时间较长，不能攻伐太过，应缓缓消之。

另外，我的师傅告诉我："遇到此种情况，非西黄丸而不可除也，增之点滴，悔之晚矣。"也就是说，不管病程短长，也不管哪种类型，都可使用西黄丸，而且剂量不宜太大，坚持使用，必有好处。

二诊，2013 年 9 月 24 日。

服药一月后，临床症状有所好转，腹胀较前有所减轻，烦热口干不甚明显，小便开始增多，浮肿消失较快，大便痛快，仍有蜘蛛痣，静脉曲张明显，舌质稍红，苔黄不厚，脉仍细弦。2013 年 9 月 16 日化验提示如下：

检测项目	结果	参考值	单位
丙氨酸氨基转移酶	69.5	9～50	U/L
天门冬氨酸氨基转移酶	43.3	15～40	U/L
γ - 谷氨酰转肽酶	289.6	10～60	U/L
碱性磷酸酶	196.6	45～125	U/L
α -L- 岩藻糖苷酶	40	0～40	U/L
甲胎蛋白	8.61	0～7	ng/mL
总胆汁酸	13.6	< 10	μmol/L
癌胚抗原	5.020	0～4.7	ng/mL
CA199	44	0～27	U/mL

B 超提示：

与 2013 年 8 月 15 日描述大同小异。

检测项目	结果	检测下限	单位
荧光定量丙肝病毒核糖核酸	3.11E+6	50	10/mL

根据许玉军的症状及化验所提示的结果，又按原方开了 30 剂药，以观后效。

三诊，2013 年 12 月 6 日。

患者服药后又在医院取了一个月的药，症状明显好转，不久已去上班，患者也很高兴。

2013 年 12 月 6 日北京某大医院的化验结果如下：

检测项目	结果	参考值	单位
丙氨酸氨基转移酶	59.4	9~50	U/L
天门冬氨酸氨基转移酶	正常	15~40	U/L
碱性磷酸酶	156.2	45~125	U/L
γ - 谷氨酰转移酶	230.8	10~60	U/L
血小板计数	44	125~350	10^9/L
甲胎蛋白	6.60	7	ng/mL

B 超提示：

原脾厚 57mm，长径 156mm。现脾厚 44mm，长径 142mm。

检测项目	结果	检测下限	单位
荧光定量的丙肝病毒核糖核酸	2.00E+6	15（1.5E+1）	1U/mL

继服上药，去阿胶，加土茯苓 30g，白花蛇舌草 30g。

2014 年 1 月 10 日，患者服药后症状减轻，精神明显好转，已上班工作。自此，家人决定转为目前社会流行的靶向治疗。

肝硬化是一种慢性全身性疾病，是各种慢性或广泛的肝脏实质变性继续发展的结果，其主要病变为肝脏的弥漫性发炎，纤维组织的增生，肝细胞的变性、坏死、再生，小叶形成，引起肝脏变硬变形。临床的主要表现是肝机能减退，门静脉高压，从而引起脾肿大、腹水，腹壁静脉曲张，食管和胃底静脉曲张破裂，肝性昏迷等。

从现代医学所认识，肝硬化的病因迄今尚未明了，治疗也有一定的困难，我们应当防止肝硬化的发生，做到病毒性肝炎的早发现、早治疗，把肝硬化的早期症状彻底根除，使肝硬化不发生或少发生。

从中医学来认识，肝硬化一般等于"臌胀""瘅腹胀""癥瘕""积聚"等范畴，对该病也有较全面的认识和记载。如《灵枢·水胀》说："腹胀，身皆大……色苍黄，腹筋起，此其候也。"《景岳全书》描写臌胀的病因时也说："纵酒无节，多成水臌。"《医门法律》认为腹水的形成，都由腹部肿块引起，并载："癥瘕、积块、痞块；即是胀病之根，日积月累，腹大如箕斗，是名瘅腹胀。"

臌胀一般分为实胀、虚胀两个类型，实胀多分为气滞湿阻、热郁血瘀两个类型。虚胀分为脾肾阳虚、肝肾阴虚两个类型。而此例腹大坚满，面色萎黄，头颈胸臂有蜘蛛痣，唇紫，烦热口干，小便短赤，大便不爽，应该属于热郁血瘀这个类型。因此，我们在治疗当中以益气补血、清热利水、消痞散结、活血化瘀为大法。采用茵陈蒿汤和化瘀汤为主方，在这两个方子的基础上进行化裁，既可清热化湿、导热下行，又可入血破瘀而利水道，实践证明，这个方法是正确的，对于消腹胀，缩肝脾也有一定的作用。对于肝硬化患者，在证候上既表现了水湿偏盛，又表现了中气不足，脾胃虚弱，这种正不胜邪现象明显存在，因此在治疗时重用黄芪以益气健脾，重用车前子逐水，一定会有较好的作用。

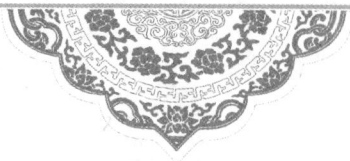

四十五

病毒性肝类澳抗转阴的初试

1993 年 4 月，我调到通州后认识了通州区卫生局药品监督所所长裴廷翔，一来二去成了朋友，和他经常在一起，我生产的很多院内制剂均由他们检验和把关。后来他调入新成立的药品管理局的市场科任科长，成了我的直接领导。

有一次他问我："肝脏带毒怎么办？"

我说："轻的吃点中药，重的要注射干扰素，它可以使 DNA 重组，有条件的话还可服用'西黄丸'，但是千万不能饮酒，因为酒是乙醇，要经过肝脏来代谢，这等于加重肝脏的负担，影响肝脏病毒的祛除。"

他听从了我的意见，准备吃西黄丸，并让我给他开中药。

说起裴廷翔这个人，他出生在通州区永乐店乡神仙村，18 岁当兵，服役期满后，分配到通县卫生局，以后又去北京中医药大学深造，念的是药物专业，毕业之后又分回卫生局，他的同学、战友很多，经常在一起聚会，饮酒也成了他的专业和爱好，在通州区饮酒出了名，但是，他不该喝的绝对不喝，该喝的从不拒绝，他喝酒成瘾，一次能喝一斤多，他喝过的酒不能用公斤来计算，只能用吨来描述。在一般的医生、大夫眼里，他的乙肝病毒是治不好的。就是因为他有饮酒这个习惯。我和他比较熟悉，只能睁一只眼闭一只眼给他治疗，至于饮酒就是他自己的事儿了。

临床表现： 裴廷翔的病毒性乙肝比较轻，平时也没有全身不适、失眠、低热、黄染等症状，蜘蛛痣也不是很明显，只是有些食欲不振、肝区不适等现象，常在体检和化验时，两对半及肝功才有不正常的发现，他的血压是 140/90mmHg，舌质淡、苔薄白、脉弦滑。

处方： 柴胡 10g、香附 15g、枳壳 30g、牡丹皮 10g、青皮 10g、延胡索 10g、旋覆花 10g、代赭石 30g、半夏 10g、丹参 30g、砂仁 10g、生鳖甲 15g、三七粉 3g、甘草 10g。

方解： 柴胡疏肝开郁，和解退热，升举阳气；香附能上行胸膈，外达皮肤，既能疏肝理气，又能行气止痛；枳壳可行气消胀，宽胸快膈，利肺开胃；牡丹皮清热凉血，使血凉而不瘀，血活而不妄行；青皮既能疏肝和胃，消积化滞，行气止痛，又能消痛散结，治肝脾肿大；延胡索既能行血中之气，又能行气中之血，功专活血化瘀，理气止痛，善治一身上下诸痛；旋覆花软坚消痰，宣通壅滞，开结气，降痰涎，通水道，消肿满；代赭石降气止呕，平肝息风，镇肝降压，还能凉血止血；法半夏燥湿化痰，又能降逆止呕，散结消痞；丹参活血化瘀，祛瘀生新，还能增加血流量，降低血糖，降低血压等；砂仁健脾止泻，化湿开胃；生鳖甲滋肾阴潜肝阳，软坚散结缩肝脾；三七粉专走血分，善化瘀血，止出血，据现代药理研究，有增加冠状动脉血流量，降低冠状动脉的阻力、减慢心率、减少心肌耗氧量等作用；甘草泻火解毒，益气补中，缓和药性。

上药共用构成了"疏肝理气、行气消胀、活血通瘀、降逆止呕"的大法。服药24剂后自觉症状好转。

二诊，1994年5月20日。

患者服上药后，觉浑身有力，胁痛减轻，继用柴胡疏肝散和血府逐瘀汤化裁。

处方：柴胡10g，香附15g，枳壳30g，桃仁10g，红花10g，赤芍30g，川芎10g，丹参30g，生鳖甲15g，三棱15g，莪术15g，土鳖虫6g，三七粉3g，当归10g，代赭石30g，旋覆花10g，法半夏10g，砂仁10g，生甘草10g。

上药再服30剂。同时服用北京同仁堂的西黄丸，每日2次，每次一支。

三诊，2014年1月10日。

裴廷翔先服药约2个月，停药以后坚持服用西黄丸。酒也没有停止过，奇怪的是他的澳抗转为阴性，几次化验都是如此，他本人非常高兴。

他爱人说："你转阴了应该请张大夫一顿。"

裴廷翔说："我以前是药监局的市场科长，要请也是他请我。"

裴廷翔今年 66 岁了，退休后一直在家住，今年又去神仙村盖房，搞基本生活建筑，他的身体是健康的。

说起西黄丸，它是同仁堂的老药，记载于《外科全生集》一书当中，主要是由牛黄、麝香、乳香、没药配备而成，主要适合于溃疡痈疽、乳疮瘰疬、痰核流注、肺痈、肠痈、癌肿等，是过去宫廷清热解毒的妙方之一，也是我国中成药的四宝之一。中华人民共和国建立以后，由于西黄丸价格昂贵，故使用较少，随着人们生活水平的提高和社会的进步，该药已经放开使用，而且已经收到一些意想不到的效果。

裴廷翔的乙型病毒性肝炎澳抗转阴也给一些医疗人士解决澳抗阳性提供了一种新的办法。

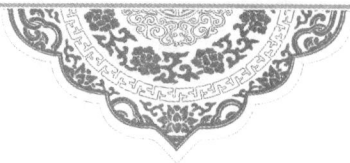

因势利导，治疗抑郁

2013 年 7 月 15 日，天气十分炎热，为了避免城市的热蒸和吸收一些新鲜空气，我和朋友徐立云、刘福顺、乔欣慰商量好，一起到潮白河的小树林里去野餐，当汽车开到河边时，只见几个人在往小树林搬运煤气罐、炉子，以及鱿鱼、海参、纯净水等，这可能是徐立云他们事先安排好的先头部队，让他们先来做好野餐的一切准备。下午 5 点 30 分，活动正式开始，在吃喝的过程中我认识了通州区潞城镇杨坨村的姚月明。这个小伙子 37 岁，一米八几的大个，身体结实，笑容可掬，他不断把烤好的食品递到我跟前。

我问他："你是不是有事啊？"

他说："我爱人有病，请您给看一看行吗？"

我说："可以，等到 7 月 22 日那天你让她来找我，我在盛仁堂上班。"

他说："可以。"

大家一边吃喝一边聊天，时间不知不觉到了晚上 7 点，我们结束了这次野餐，各自开车回到了自己的家。

7 月 22 日上午，姚月明和妻子如约来到了盛仁堂药店，我开始了对姚月明妻子的诊治。

我说："你先把情况介绍一下。"

她说："我叫张小娟，今年 36 岁，内蒙古通辽市奈曼旗八仙筒镇红升村人，2005 年嫁给姚月明为妻，婚后生有一子。家庭生活还算过得去，可是从今年元月份开始，我感到很伤心，认为嫁人之后不如人，很是委屈，前途也是渺茫的，对社会上的事和家中的事总是犹豫不决，对爱人不满，对孩子不满，对一切事物都失去了信心，夜里睡不好觉，白天昏昏沉沉，严重时几天不起炕，精神恍惚，有时想自杀，甚至多次想从楼上跳下去结束自己的生命，觉得自己的生存没有价值，生不如死。"

她的这些表现被爱人发现后带其去北京潞河医院检查，医生说她患的是"精神抑郁症"，给她开了很多药，尤其是安眠药，每天必须吃，搞得她一天昏昏沉沉，一点劲儿也没有，她爱人姚月明也说："今天赶上您，给她看看，从中医治病的角度给想想办法。"

根据张小娟的自述以及北京潞河医院的检查结果诊断"精神抑郁症"是没有问题的。我又从中医学的角度按照"郁证"特点和治疗方案给她开了一个药方。

处方：黄芪 60g，党参 30g，升麻 10g，柴胡 15g，当归 15g，郁金 30g，地骨皮 30g，枳壳 30g，龙眼肉 10g，木香 10g，远志 10g，炒枣仁 30g，柏子仁 30g，炙何首乌 30g，知母 10g，牡丹皮 10g，合欢皮 30g，胆南星 10g，香附 10g，夜交藤 30g，生磁石 80g，甘草 10g。七剂，水煎服。

方解：黄芪益气升阳，利水消肿，是气虚主药；党参健脾益肺，与黄芪一起固表扶正；升麻生津止渴，轻扬升散；柴胡疏肝开郁，引清气上行；当归补血养血，又能柔肝止痛；郁金行气解郁，祛瘀消胀，既入气分，又走血分；地骨皮清肺降火，凉血除蒸；枳壳行气消胀，宽胸快膈，和郁金同用，一气一血，气血并治，行气活血，祛瘀止痛；龙眼肉补益心脾，养血安神，对于一切心悸怔忡，健忘失眠有效；木香泄肺气，疏肝气，和脾气，宣通上下，畅利三焦；远志安神益智，消痰利肿；炒枣仁益肝血，养心阴，可宁心安神，通利血脉；柏子仁养心气，润肾燥，安魂定魄，益智宁神；炙何首乌入肝、肾经，补养真阴，益精填髓；知母上能清肺热，中能清胃火，下能泻相火，可清气分实热；牡丹皮清热凉血，活血散瘀，可使血活而不瘀，血活而不妄行；合欢皮安神解郁，能安五脏，和心志，安心神，解郁结；胆南星清化痰热，可治痰蒙蔽清窍，使痰液排出；香附芳香走窜，理气解郁，顺气逐痰；夜交藤养心安神，引阳入阴，通络止痛；生磁石益肾平肝，潜阳安神；甘草泻火解毒，祛痰，补益中气，调和诸药。

全方共用构成了"益气养阴、疏肝理气、解郁化痰、安神定志"的治疗大法，适合于多思善虑，心悸胆怯，失眠健忘，面色不华，卧床不起，感情淡漠，前途渺茫，意欲轻生之人。

二诊，2013 年 7 月 30 日。

服药之后，患者病情好转，每天夜间能睡四个小时，对爱人、孩子耐心有所增加，食欲有所增强，但因月经来潮，仍感情绪焦躁，头痛，乏力，继在上方基础上加减。

处方：黄芪 60g，党参 30g，升麻 10g，柴胡 15g，当归 15g，郁金 30g，枳壳 30g，全蝎 6g，龙眼肉 10g，木香 10g，远志 10g，炒枣仁 30g，柏子仁 30g，胆南星 10g，夜交藤 30g，生磁石 30g，浮小麦 30g，石菖蒲 10g，生铁落 100g（先煎），甘草 10g。

14 剂，水煎服。

三诊，2013 年 8 月 16 日。

患者第二次服药后，转机比较大，能安稳入睡，头疼已除，情绪焦躁有明显好转，只是梦多，仍感浑身乏力，面色少华，舌质淡红，苔薄白，继守前法。

原方加白芍 30g，麦冬、五味子各 10g，14 剂，水煎服。

四诊，2013 年 8 月 30 日。

服药后，忧郁、悲哭、恍惚、多疑、自杀等症状均无，生活起居正常，继开归脾汤 7 剂后停药。

按语：从患者的症状来分析，她的病属于精神抑郁症，也就是精神分裂症的早期，家属提前用药治疗，是其恢复正常的关键之一，避免了青春期精神分裂症的发生。从中医角度来分析，早期按"郁证、脏躁"来用药治疗，而且用药比较重，这是患者得以康复的关键之二。除了药物治疗以外，精神治疗也极其重要，在治疗中我们时刻关心患者的疾苦，充分调动患者的积极心理因素，使其正确对待客观事物，解除思想顾虑，树立人生乐观主义精神，这是患者恢复的关键之三。

在张小娟的治疗过程中，我们按照古人的智慧办事，如《素问·六元正纪大论》："木郁达之，火郁发之，土郁夺之，金郁泄之，水郁折之。"现在，张小娟一切活动如常人，每天骑行 20 千米，她和我说："现在一切都正常了，一定要想得开，不要让疾病再回来。"

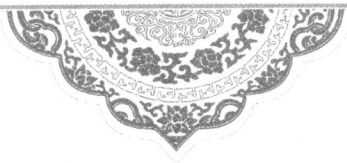

四十七

抢救父亲

　　我的父亲叫张洪元，生于 1923 年，原籍河北省新城县辛桥乡人，由于他不识字没有文化，所以一直在北京打工，1954 年，他成为北京的正式工人。他挖过煤，卖过煤，出过砖窑，是一个地地道道的受苦人，在北京煤建公司一直干到退休，然后在市府大楼的家中安享晚年。记得在他 90 岁的时候发生过这样一件事，让我记忆犹新。

　　2013 年的一天，我正开车赶往通州次渠的路上，突然接到父亲的电话。

　　他说："我病了，现在已经住院，你赶快来一趟。"

　　我说："您怎么了？为什么住院？住在哪一家医院？"

　　他说："我昨天晚上住的院，主要是吐血，当时 120 救护车把我送到能享受医保的私人医院，他们准备今天给我做详细的检查，我住的是北京通仁医院 302 室 2 床（医院为化名）。"

我接到电话后迅速开车赶往北京通仁医院。见到父亲后，我见父亲躺在病床上，胳膊上输着液，鼻子吸着氧，我问他吃什么药了没有，他老人家说："我从星期一开始就不想吃饭，我想是上火了，所以我就吃了牛黄解毒丸，每日3次，每次2丸，连吃了五六天也不管事，昨天晚上一恶心吐出来全是血，大概有半脸盆。"

我摸了摸他的脉，又看了一下他的脸色和舌苔。他的脉搏和正常人一样，脸上也没有贫血的迹象，只是中脘有些按压痛，我当时对他的病情产生了怀疑。如果老人吐半脸盆血应该贫血很明显，会出现周围血循环衰竭，如头痛、心慌、乏力、肢体冷感、心跳加快、血压偏低等，严重的可以神志不清、面色苍白、四肢湿冷、口唇发绀、呼吸急促、尿量减少等症，可是他没有这些症状，想到这些我认定他不是胃出血。这时候，一位护士拿着一摞单子让我签字，我仔细看了一下有CT预约单、核磁预约单、急诊胃镜预约单，还有各种化验单，我当时在单子上签了字，因为我是大儿子。

根据平时的临床经验来考虑，我父亲应该不是胃出血，而是胃肠功能紊乱引起的幽门痉挛。由于幽门的闭塞，几天没有排便，而他吃了将近一周的牛黄解毒丸，在胃里全都化成了水，他可能吐的是牛黄解毒丸经水稀释的化合物。想到这里我找到主管医生刘大夫。

我跟刘大夫说："我的父亲不是急性胃出血，你让他出院吧。"

刘大夫说："怎么不是胃出血呢？他吐了那么多血很危险，这要是出了事谁负责任？"

我说："责任由我来负，我给你签字，出了问题，一切都跟北京通仁医院没关系。"

大夫听了我的话，让老爷子出院了，临走时在我的要求下给开了2盒甲氰咪胍。

父亲出院后，我按照他的临床表现给开了两剂药。

处方：党参 30g，桂枝 10g，麦冬 15g，竹茹 10g，五味子 10g，丹参 30g，陈皮 10g，香附 10g，乌药 10g，枳实 10g，三七 10g，灶心土 30g，炒蒲黄 10g，五灵脂 10g，桃仁 10g，鸡内金 20g，焦神曲 10g。

方解：党参、麦冬、五味子系生脉饮，主要是用它来益气敛汗，养阴生津，加桂枝、丹参是温阳通脉，养阴利水，化气消肿；加陈皮、香附、乌药、灶心土、竹茹主要是针对他的脾胃不和、呕吐等症；加三七、桃仁、炒蒲黄、五灵脂是考虑到血瘀明显；加鸡内金、焦神曲，主要是考虑他的消导较慢。具体说来，其中的乌药可顺气降逆，散寒止痛；灶心土温中和胃，止呕，止吐；竹茹清热化痰，除烦止呕；陈皮既能行气健脾，又能调中快膈，可治呃逆呕吐等症；香附既能治疗情志不畅引起的消化不良，也可疏肝理气，治疗呕吐吞酸等；三七走血分，善化瘀血，止出血，又能治肠黏膜有损伤者；五灵脂、炒蒲黄二药合用可利血脉，散瘀止痛；

桃仁活血通瘀，润肠通便；鸡内金和焦神曲一起养阴生津，散结化积，开胃口，增食欲。

上药合用，构成了益气养阴、去瘀生新、消食导滞、化气消肿之功效。

父亲出院后按照医院嘱托，服用了甲氰咪胍和中药，幽门痉挛打开，食欲较前增加，二便也很正常，红光满面，精神抖擞。

父亲今年97周岁了，他的各项化验指标非常正常，他还和以前一样，每天坚持上下四楼两趟，长期的锻炼使他老人家身体一直康健，脑子不糊涂，吃喝正常，他常说："我要不下楼几天，可能就动不了了。"他是这样说的，也是坚持这样做的。功夫不负有心人，像他这样的身体逃过了这次抢救，应该说超过百岁是没有问题的。